Ulrich Pramann

LAUF DICH

Lust am Laufen   Schritt für Schritt zur Traumfigur

SCHLANK!

südwest

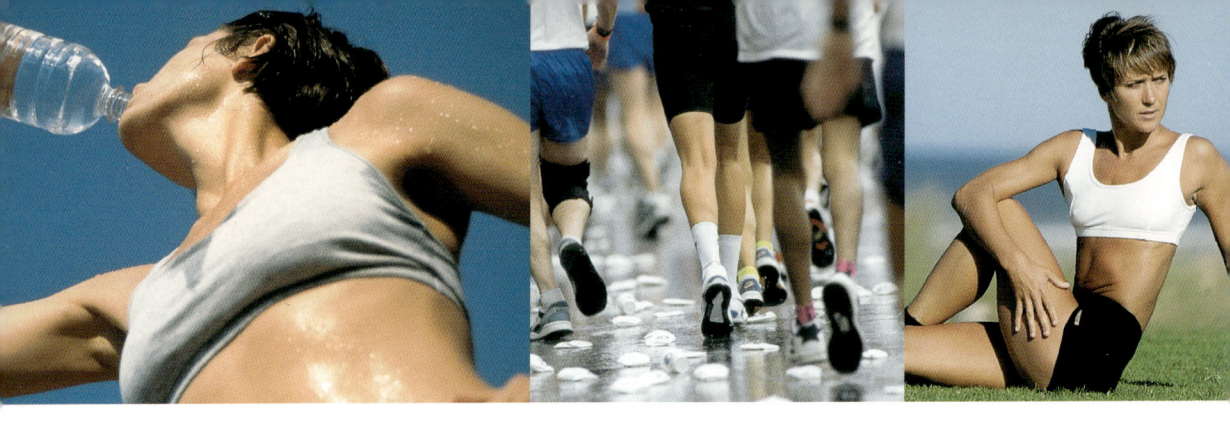

INHALT

Motivation leicht gemacht

Strategien für den langen Lauf

Sportliche Seitensprünge

Ernährung – Tipps und Tricks

◀◀◀ **BILD LINKS:** *Der Flüssigkeitsverlust beim Laufen ist enorm und sollte schnellstmöglich ausgeglichen werden.*

◀◀ **BILD MITTE:** *Laufen ist längst salonfähig – und immer mehr Menschen träumen vom großen Marathon.*

◀ **BILD RECHTS:** *Davor und danach: Stretching beugt Verletzungen effektiv vor.*

▲ **BILD OBEN:** *Schritt für Schritt zum großen Ziel: So laufen Sie Ihren Pfunden davon!*

Hier kriegen Sie Ihr Fett weg

Zunehmen ist nicht schwer. Wenn Sie jeden Tag bloß 100 Kilokalorien zu viel essen, macht das über das ganze Jahr gesehen eine Menge aus. Sie würden dann immerhin fünf Kilogramm Körpergewicht zunehmen.

Abnehmen dagegen ist sehr schwer. Um ein Kilogramm abzunehmen, müssen 7000 Kilokalorien eingespart werden. Das bedeutet rein rechnerisch drei Tage hungern. Denn unser täglicher Bedarf liegt bei etwa 2200 Kilokalorien (Frauen) bzw. 2500 Kilokalorien (Männer). Nur Schwerstarbeiter und Sportler brauchen deutlich mehr.

Vom Abnehmen können Millionen von Menschen ein Klagelied singen. Jeder zweite hierzulande fühlt sich zu fett und darum nicht wohl, möchte abnehmen und schafft es nicht. Jeder, der einmal eine Diät gemacht hat, kann das bestätigen. Diäten verbieten. Hungern frustriert, verdirbt die Laune und die Lebenslust. Und das Schlimmste daran ist, dass der Lohn oft ausbleibt.

Hungern macht nämlich gar nicht schlank. Im Gegenteil: Jede Diät macht letztlich dick. Unser Körper ist clever: Wenn länger Nachschub ausbleibt, schaltet er auf Sparflamme, um sich zu schützen. Wenn Sie wieder normal essen, werden Sie zunehmen – und sogar noch mehr als vor der Diät wiegen. Dieses Phänomen ist unter dem hübschen Namen »Jo-Jo-Effekt« bekannt.

Es gibt nur eine Diät, die wirklich funktioniert: die Bewegungsdiät. Und die beste, einfachste, leichteste Form der Bewegung ist das Laufen.

Der Universalschlüssel zu nachhaltigem Abnehmerfolg

Abnehmen muss nicht schwer sein. Sie müssen nur Ihren Lebensstil leicht korrigieren.
▶ Ändern Sie auch auf lange Sicht Ihre Ernährungsgewohnheiten.
▶ Planen Sie das Laufen in Ihren ständigen Tagesablauf ein.

»Man muss die Kerze von beiden Seiten anzünden.« Joschka Fischer, Außenminister und Bestsellerautor (*Mein langer Lauf zu mir selbst*) hat das gesagt und getan, nachdem er durch das Laufen 35 Kilogramm verlor und als prominentester Läufer Sympathie und Glaubwürdigkeit gewann (siehe dazu Interview auf Seite 46f.).

Laufen ist längst salonfähig. Vor ein paar Jahren noch war Laufen nicht unbedingt »in«. Jetzt fangen Millionen

---

Diätenwahn

Die einzige Diät, die wirklich funktioniert, ist die Bewegungsdiät. Neun von zehn Menschen, die lediglich auf eine Diät – ohne eine regelmäßige sportliche Betätigung – setzen, um nachhaltig abzuspecken, scheitern. Und zwar richtig. Denn schon bald nach Ende der Diät wiegen sie meist mehr als vorher.

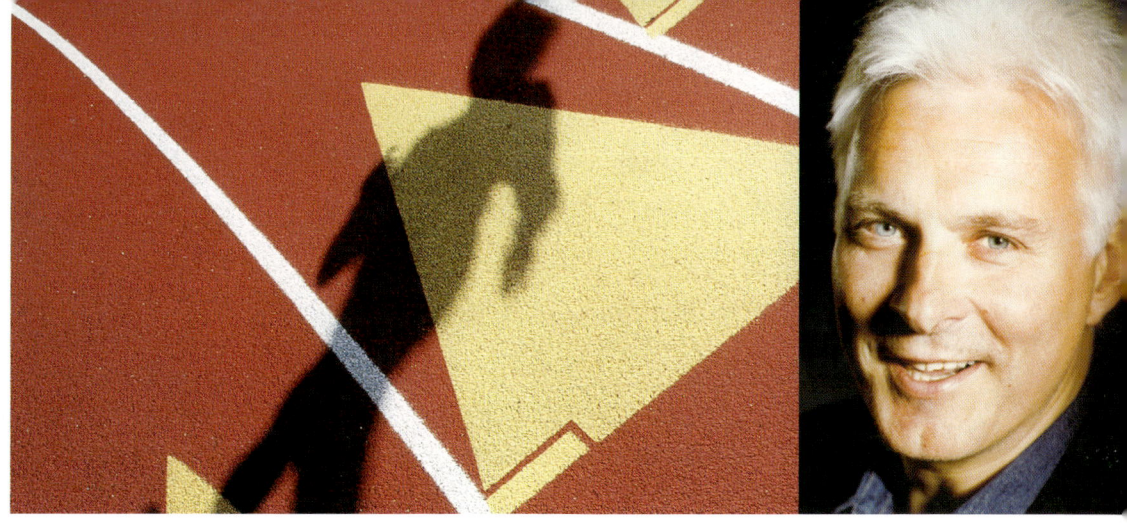

Ob schneller Sprint oder Jogging, ob auf Aschenbahnen oder Waldboden:
Laufen ist das Beste, was Sie für Gesundheit und schlanke Linie tun können!

Erfolgsautor
Ulrich Pramann

mit dem Laufen an, weil sie von anderen Läufern gehört haben, dass Laufen eine Investition ist, die reichlich Zinsen bringt. Die Zeit, die Sie für das Training aufwenden müssen, zahlt sich sofort aus – und vor allem auch auf lange Sicht. Das wichtigste Motiv der meisten Läufer ist nach wie vor das Abnehmen.

Ab heute ändert sich der Lauf Ihres Lebens

Läufer erzählen wahre Wunderdinge. Das Schöne ist, dass sie sogar stimmen. Sie werden sich besser fühlen, belastbarer und weniger gestresst sein, wenn Sie Laufen zu einem Teil Ihres Lebens machen. Sie können so viel essen wie Sie wollen – und bleiben trotzdem in Form; Sie müssen nicht länger mit Hungergefühlen und dem Kummer überflüssiger Pfunde kämpfen, wenn Sie regelmäßig laufen.

In diesem Buch erfahren Sie Schritt für Schritt
▸ Wie Sie die Lust am Laufen wecken und erhalten
▸ Wie Sie in Form kommen
▸ Wie Sie durch Laufen ganz natürlich abnehmen
▸ Wie Sie immer in Form bleiben

Jetzt aber »Run« an den Speck!

Der Weg ist das Ziel. Betrachten Sie das Laufen als Geschenk. Nehmen Sie sich Zeit für sich, genießen Sie die ungestörte Zeit mit sich, lassen Sie auch Ihren Gedanken freien Lauf.

Übrigens: Wenn Sie jetzt über Ihren Schatten springen, ist das auch schon eine sportive Leistung.

Also los! Ran ans Laufen, run for fun! Viel Erfolg beim Start für Ihren neuen Lebenslauf – und viel Spaß in Ihrem neuen Leben.

Ulrich Pramann

Achtung, fertig, los! Viel Erfolg beim Start in Ihren neuen Lebenslauf.

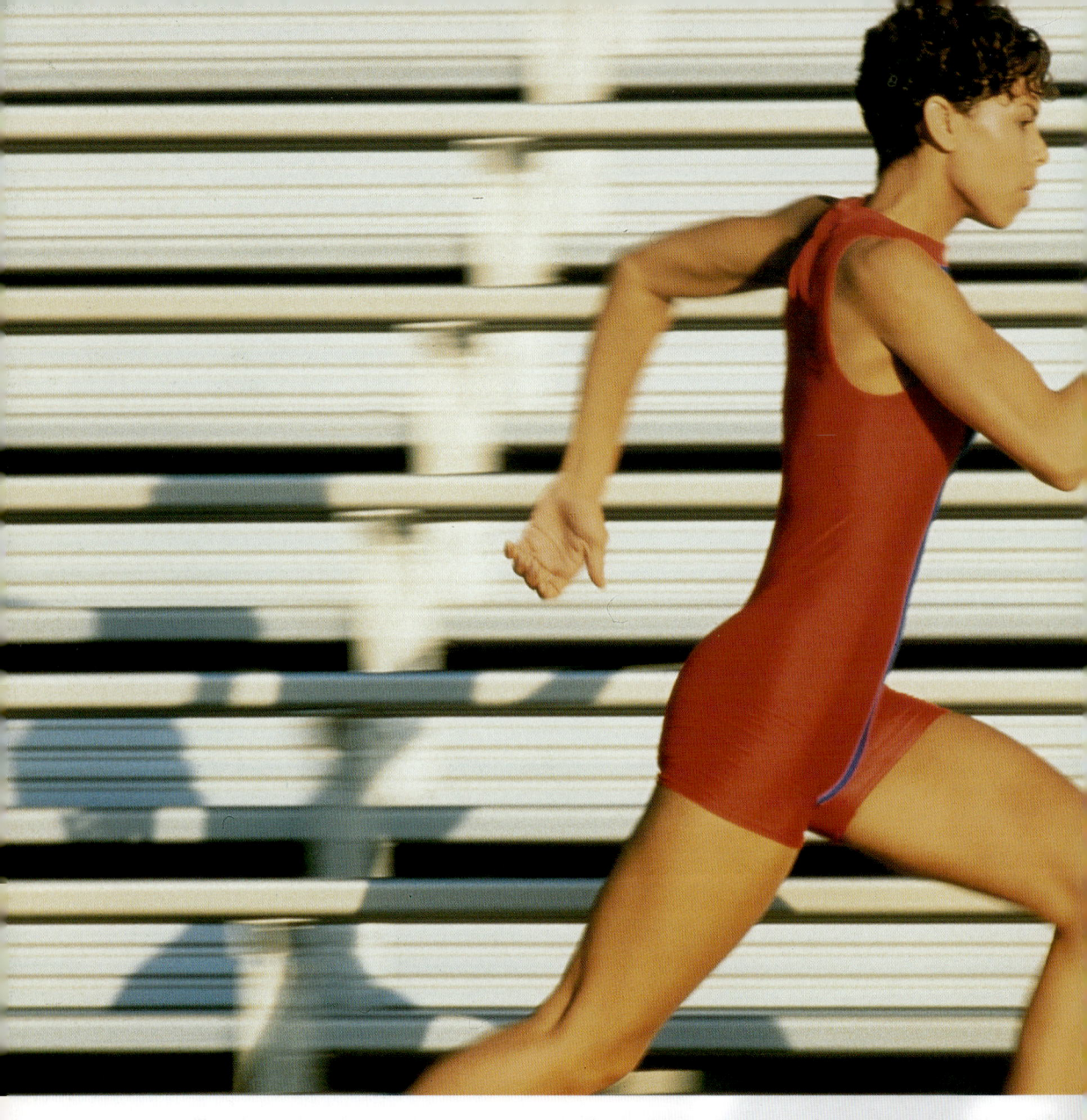

Wo die überflüssigen Pfunde herkommen ▸ Was ich tun kann und tun muss, um wirklich schlank zu werden ▸ Warum Bewegung so wichtig ist ▸ Warum Diäten Unsinn sind ▸ Wie ich zu einer Fettverbrennungsmaschine werden kann

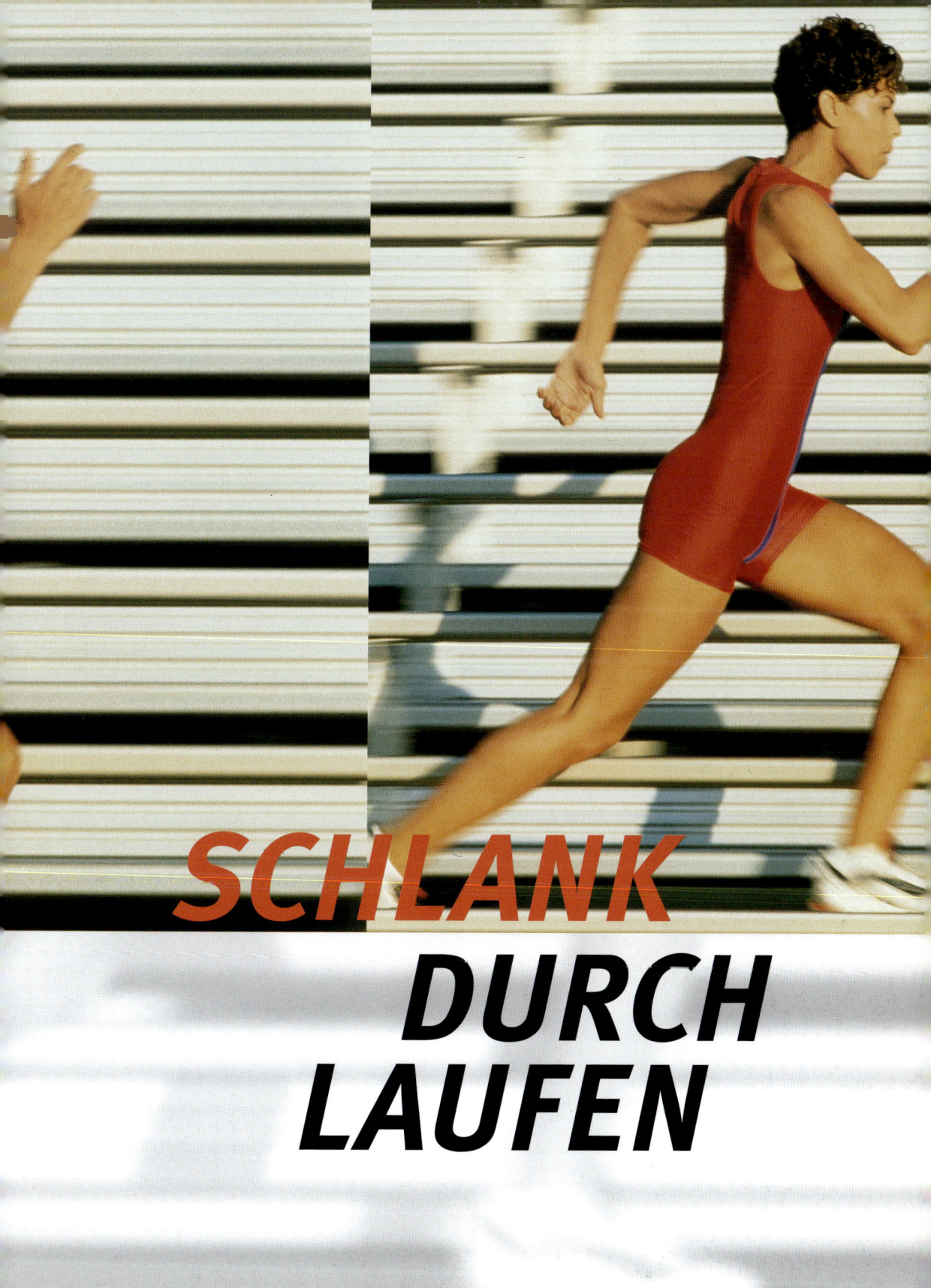

SCHLANK

DURCH
LAUFEN

Die Last mit den Pfunden

Schwergewichte, die nicht abnehmen wollen – von dieser Sorte gibt es wirklich nicht viele. Einer wie Ronny Weller möchte am liebsten immer mehr zunehmen. Gerne hält er sich daran, was seine Trainer ihm raten: sparsam bewegen, keine Kräfte vergeuden. Vor seinem Olympiawettkampf in Sidney saß er tagelang vor dem Fernseher und der mit Softdrinks gefüllten Kühlbox und ließ sich Hamburger bringen. Er, der Gewichtheber, schonte sich und futterte, so viel er nur konnte.

Und tatsächlich: Körper und Rechnung gingen auf. Zuletzt brachte Weller ganze 146,88 Kilogramm auf die Waage. Er stemmte so viel wie nie zuvor und gewann Silber im Superschwergewicht. Später bekannte der stolze Athlet: »Lieber eine Medaille als eine schlanke Taille.« Doch mit dieser Einstellung ist Ronny Weller sicher eine Ausnahme.

Dauerbrenner Diäten

Fast alle anderen wollen abnehmen, um alles in der Welt. Für die Gesundheit, für ein besseres Liebesleben, für den Job und um eben einfach eine gute Figur zu machen. Besseres Aussehen ist Beweggrund Nummer eins der Abnehmwilligen (88 Prozent), denn Schlankheit scheint identisch zu sein mit Schönheit. Alles was mit dem Abnehmen, dem Idealgewicht und der Traumfigur zu tun hat, ist für diese Menschen Lesefutter, mit dem sie ihre Illusionen nähren.

Eines steht jedoch fest: Viele Menschen fühlen sich nicht nur zu dick, sie sind es auch. Sie geben jährlich Milliarden für so genannte Schlankmacher und Diäten aus. Und dann machen sie schmerzliche Bekanntschaft mit einem Phänomen namens Jo-Jo-Effekt: Was sie mühsam heruntergehungert haben, findet sich bald erneut auf den Hüften. Und das sogar meist doppelt und dreifach.

Kabarettistische Verarbeitung

Eine Diät ist nie ein Spaß, jedenfalls nicht für den, der sie macht. Aber Diäten bieten immerhin jede Menge Anlass zum Spaßen.

Den klassischen Konflikt zwischen willigem Geist und schwachem Körper bringt die Kabarettistin Astrid Irmer (alias Herta Schätzig) schadenfroh und selbstkritisch auf die Bühne. Sie, die schon alles ausprobiert hat. Schlimm Fast (»Das war awwer net nur fast

---

Bewegung!

Millionen von Menschen jammern wie einst der Dichter Shakespeare: »Ach, schmölze doch dies allzu feste Fleisch!« Der Grund: zu fettes, falsches Essen und zu wenig Bewegung. Die Folge: Sie fühlen sich nicht wohl. Doch das Wohlfühlgewicht lässt sich leider nicht verschreiben. Dazu ist Aktivität nötig.

schlimm, sondern extrem schlimm!«), Essigdiät (»Ess' ich oder ess' ich net?«) und weiß der Teufel was sonst noch.

Warum Fettleibigkeit unglücklich macht

Nicht ganz so lustig sind die folgenden Fakten: Jeder zweite Deutsche hat Übergewicht, jeder fünfte bringt mehr als 20 Prozent über dem Normalgewicht auf die Waage und ist somit per definitionem »fettleibig«. Übergewicht überschattet das Lebensglück vieler Menschen; es kann zur Karrierebremse und zum privaten Martyrium werden – auch wenn es viele nicht zugeben oder wahrhaben wollen. Übergewicht hat meist typische Begleiterscheinungen.

Körperliche Beschwerden:
- Erschöpfungszustände
- Leistungsschwäche
- Kurzatmigkeit
- Chronische Erschöpfung

Psychische Beschwerden:
- Konzentrationsschwäche
- Lustlosigkeit
- Mangelndes Selbstbewusstsein
- Depressive Verstimmungen

Das Leid der Übergewichtigen

»Übergewicht war das Gift in meinem Leben. Ich kenne alle Stimmungswechsel, all die Depressionen. Ich kenne das Gefühl, wenn man sich so für seine Figur schämt, dass man morgens gar nicht mehr aufstehen will.« Bei Übergewicht wird der Leib zum

> Laufen ist leicht und macht rundum fit. Sie können Frust und Beschwerden ganz einfach davonlaufen.

Zehn gute Gründe für das Schlanksein

Schlanksein ist einfach gesünder. Das Risiko von Diabetes mellitus und Herzinfarkt sinkt. Schon fünf bis zehn Prozent weniger Gewicht senken den Blutdruck und die Cholesterinwerte. Aber es gibt noch mehr Gründe für das Schlanksein:

- ▶ Sie altern langsamer.
- ▶ Sie leben mit ziemlicher Sicherheit länger.
- ▶ Sie ersparen sich viele Selbstzweifel und Demütigungen.
- ▶ Sie wirken attraktiver.
- ▶ Sie haben mehr Spaß am Sex.
- ▶ Sie haben mehr Ausdauer.
- ▶ Sie sind leistungsfähiger.
- ▶ Sie sind belastbarer.
- ▶ Sie haben bessere Karrierechancen.
- ▶ Sie fühlen sich stärker und selbstsicherer.

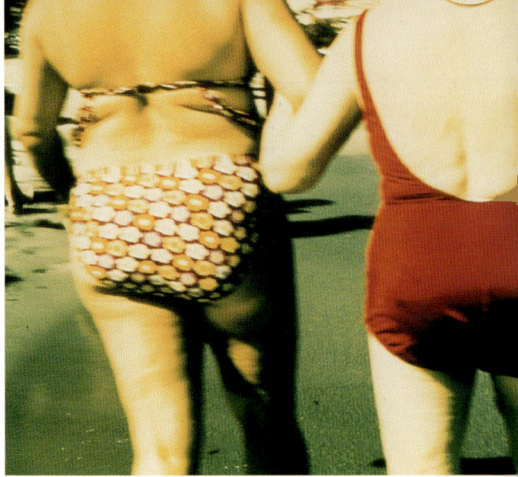

Der allsommerliche Anblick im Schwimmbad? Jeder zweite Deutsche hat Übergewicht – was sich mit zunehmendem Alter noch verstärkt.

Feind der Seele. Eine prominente Übergewichtige, Sarah Herzogin von York, denkt mit Grausen an fette Zeiten zurück als manche sie despektierlich Duchess of Pork nannten – die Schweinchenherzogin. Der Tiefpunkt war erreicht, »als die englische Presse behauptete, laut Umfragen würden 82 Prozent der Männer lieber mit einer Ziege als mit mir schlafen«, bekannte Fergie in einem Weight-Watchers-Vortrag. »Es war schrecklich. Und je mehr ich so etwas las, desto mehr war ich überzeugt: Ich bin eine Katastrophe. Da gab es für mich dann nur noch eins: Essen, essen, essen.« Ein Teufelskreis.

Werden wir wirklich immer dicker?

Jedes vierte Kind ist bereits krankhaft übergewichtig (adipös). Schulanfänger haben heute einen um 66 Prozent höheren Körperfettanteil als vor 20 Jahren. Schon jetzt leiden mehr als ein Drittel aller 12-Jährigen unter den gesundheitlichen Folgen ihrer Fettleibigkeit: Haltungsschäden, Muskelschwäche und Kreislaufprobleme.

»Wir sind auf dem Weg in eine fette Gesellschaft«, klagt nicht nur BRIGITTE. Denn ernährungsbedingte Krankheiten kommen uns alle teuer zu stehen: Sie kosten unsere Gesellschaft jährlich rund 100 Milliarden DM.

Schlank werden kann jeder

»Ich bin nun einmal zum Dicksein veranlagt.« Ausgezeichneter Futterverwerter, schwerer Knochenbau, die Drüsen – viele, die reichlich Bauchspeck angesetzt haben, bemühen gerne die ungerechte Verteilung genetischer Voraussetzungen. Sie klagen darüber, dass sie bei dem bloßen Gedanken an Schokolade schon zunehmen. Andere wiederum können essen so viel sie wollen – und bleiben schön schlank. Aber ist die Neigung zum Dickwerden wirklich angeboren? Unterschiede im Knochenbau machen allenfalls zwei bis drei Kilo aus. Und an den Drüsen liegt es bei nur 2 von 1000 Übergewichtigen. Immerhin ist bei etwa der Hälfte aller Dicken die Anlage tatsächlich genetisch verankert.

Aber das ist noch lange kein Grund zu resignieren und/oder faul die Flügel hängen zu lassen. Denn viel inter-

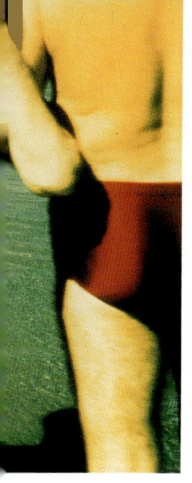

essanter ist, dass in jedem Menschen auch die Veranlagung zu einem schlanken Körper steckt.

Von Natur aus kann tatsächlich jeder Mensch fit und schlank sein. Jedenfalls im Prinzip. Unser Stoffwechselprogramm, in dem Vitamine, Mineralstoffe, Eiweißbausteine, Ballaststoffe, Enzyme und Hormone wirken, steuert ein hocheffizientes fettverbrennendes System.

Was uns am Schlanksein hindert

Leider wird das intelligente Körpersystem oft von uns selbst außer Kraft gesetzt, und zwar am effektivsten durch Bewegungsmangel. Wir unterfordern uns ständig – und deshalb läuft unsere Fettverbrennungsmaschine auf Sparflamme. Es wäre zu schön, wenn wir einfach eine Pille einwerfen könnten, die den Stoffwechsel aktiviert, und schon liefe alles rund. Aber so springt der biologische Zündfunke leider nicht über. Wir müssen den Motor schon selbst starten. Und das geht eben nur durch körperliche Aktivität, durch Bewegung. Am besten durch Laufen.

Um uns optimal zu bewegen und Fett zu verbrennen, brauchen wir außerdem den richtigen Treibstoff. Und zwar das Superbenzin der Kohlenhydrate. Auf diesen Aspekt gehen wir später ausführlicher ein.

Im Prinzip kann jeder schlank und fit sein. Dazu ist aber auch ausreichend Bewegung nötig.

Tipps und Tricks
Dann klappt's auch mit dem Abnehmen ...

▶ Vertagen Sie den Ran-an-den-Speck-Plan nicht ständig. Vergessen Sie kontraproduktive Ausflüchte wie »im Frühjahr fang ich sicher an«, »vielleicht vor dem Urlaub« oder »gleich nach Weihnachten geht's los ...«.

▶ Nehmen Sie sich keine Supermodels zum Vorbild. Das frustriert nur.

▶ Vertrauen Sie nicht auf Wunderdiäten. Die gibt es nämlich nicht.

▶ Lassen Sie keine Mahlzeiten aus.

▶ Gehen Sie nicht hungrig einkaufen – das schont auch Ihren Geldbeutel.

▶ Horten Sie zu Hause keine Süßigkeiten.

▶ Gehen Sie Hungerattacken nicht mit Süßigkeiten an.

▶ Stellen Sie sich nicht täglich auf die Waage. Versuchen Sie stattdessen, ein eigenes Körpergefühl zu entwickeln.

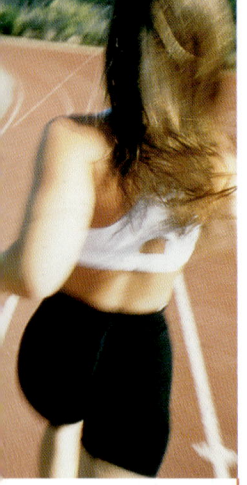

Wer regelmäßig läuft, macht bestimmt bald eine gute Figur.

Von Natur aus ist der Mensch ein Lauftier. Folgen Sie also wieder Ihrer Natur!

Die richtigen Voraussetzungen

Jeder Mensch kann schlank werden und für immer schlank bleiben. Für den Erfolg sind allerdings zwei Schritte absolut notwendig. Die kann uns niemand abnehmen. Denn leider geht nichts automatisch.

Der erste Schritt: Beschäftigen Sie sich mit den Vorgängen Ihres Körpers. Machen Sie sich schlau, wie Stoffwechsel und Fettverbrennung funktionieren, was Laufen mit all dem zu tun hat und wie viel Bewegung ein gesunder Körper wirklich braucht. All das erfahren Sie in diesem Buch.

Der zweite Schritt: Beschäftigen Sie Ihren Körper. Kommen Sie in die Gänge. Bewegen Sie sich mehr. Laufen Sie. Laufen Sie regelmäßig. Laufen Sie richtig.

Beide Schritte können und müssen Sie selbst gehen. Kompliment, Sie sind ja jetzt schon auf dem richtigen Weg!

Das Gewicht in den Griff kriegen

Im Auftrag von BRIGITTE und dem Bundesministerium für Gesundheit hat das Forsa Institut repräsentativ 1000 Frauen zwischen 20 und 60 Jahren zum Thema »Abnehmen« befragt.

▸ Jede zweite Frau hat mindestens schon einmal eine Diät gemacht.

▸ Für 41 Prozent ist »FdH« die beliebteste Methode; sie sehen »Friss die Hälfte« jedoch nicht als Diät an.

▸ Für 47 Prozent der Frauen gibt es »verbotene Lebensmittel«, die sie mit Bedauern meiden.

▸ Immerhin 44 Prozent ernähren sich kalorienbewusst.

▸ Mehr als die Hälfte der Befragten (56 Prozent) setzt auf Fertigkost.

▸ Nur 29 Prozent der Frauen gaben an, alles frisch zu kochen.

▸ Für 73 Prozent der Frauen kommt Sport als Mittel zum Abnehmen nicht infrage.

Warum Bewegung so wichtig ist

Zunächst müssen wir einsehen, dass wir als faule Hunde eine Fehlkonstruktion sind. Wir sind nicht dazu geschaffen, nichts zu tun.

Zwar hat sich unser Lebensstil in den letzten Jahrzehnten dramatisch verändert, aber nicht unser Erbgut. Wir sind gewissermaßen als Lauftiere geboren. Während der gesamten Menschheitsgeschichte mussten Menschen für ihren Lebensunterhalt schwer schuften. Sie verfolgten tagelang Beute, mussten jagen, schleppen, pflügen, Behausungen bauen, Holz hacken, Nahrung sammeln – sie waren ständig unterwegs.

Wir modernen Menschen sind zwar außerordentlich beweglich (mobil) geworden, aber die meisten bewegen sich viel zu wenig. Wir sitzen zu viel. Wir fahren ins Büro, hocken am Schreibtisch, fahren wieder nach Hause, sitzen vor dem Computer oder im Fernsehsessel und legen uns schließlich schlafen.

Nach welchem Betriebsplan wir funktionieren

Maschinen nehmen uns die schwere Arbeit ab. Noch vor 100 Jahren war der Mensch mit seiner Muskelkraft zu 90 Prozent am so genannten Gesamtenergieaufkommen beteiligt. Heute ist diese Marke unter ein Prozent gesunken. Doch im Betriebsplan unseres Gesamtstoffwechsels ist weiterhin Bewegung vorgesehen. Der Bewegungsdrang von Kindern ist der beste Beweis dafür, dass unsere Erbanlagen unverändert sind.

Bewegung macht fit, und Fitness vereinigt Körper und Seele zum erfolgreichen Team. Bewegung beflügelt also auch den Geist.

Zu viel Futter – zu wenig Bewegung

Zu wenig Bewegung kann fatale Folgen haben: Herzinfarkt, Haltungsschäden und Osteoporose, chronische Erschöpfung, Schlafstörungen oder Bluthochdruck. Ohne hinreichende

Bewegung gerät unser Herz, dieser unermüdliche, faustgroße Muskel und Motor unseres Lebens, gewissermaßen in Sauerstoffnot.

Folgen des Bewegungsmangels

Forscher an der Mayo-Klinik in Rochester, Minnesota, bestätigten mit einem wissenschaftlichen Versuch eindrucksvoll, wie eng regelmäßige Bewegung und Gewicht zusammenhängen. Sie ließen Probanden acht Wochen lang täglich 1000 Kilokalorien über ihren Bedarf essen. Gleichzeitig durften die Testpersonen ihre Lebensgewohnheiten nicht ändern.

Das Resultat: Manche nahmen bis zu 7,4 Kilogramm zu, andere nichts. Das Gewicht halten konnten diejenigen, in deren Alltag Bewegung ohnehin eine große Rolle spielt. Während der Phase, in der sie vermehrt Kalorien zu sich nahmen, bewegten sich die

Wer rastet, der rostet. Und legt Gewicht zu – das haben wissenschaftliche Studien bestätigt.

Bei Kindern ist der natürliche Bewegungsdrang oft noch recht ausgeprägt.

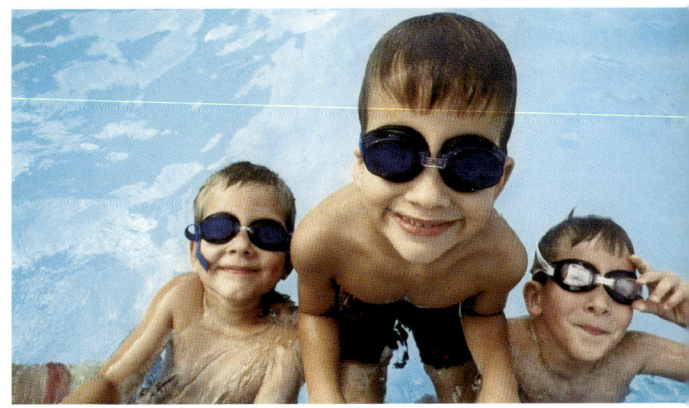

Zehn Tipps

So bringen Sie zusätzliche Bewegung in Ihren Alltag

Überwinden Sie Ihre bequemen Gewohnheiten möglichst oft. Bewegen Sie sich, so viel es geht!

▶ Fahren Sie mit dem Fahrrad zur Arbeit. Wenn Sie auf öffentliche Verkehrsmittel angewiesen sind, steigen Sie eine Station früher aus.

▶ Stehen Sie im Bus oder in der Bahn, anstatt zu sitzen.

▶ Gehen Sie Treppen, anstatt Fahrstühle zu benutzen. Nehmen Sie zwei Stufen auf einmal.

▶ Stehen Sie zwischendurch immer wieder einmal auf, vertreten Sie sich die Beine. Wippen Sie auf den Zehen.

▶ Stehen und gehen Sie beim Telefonieren, das fördert auch das klare Denken.

▶ Stehen und gehen Sie beim Vortragen auf Konferenzen.

▶ Nutzen Sie die Mittagspause zu einem Spaziergang.

▶ Gehen Sie zwischendurch ein paar Minuten mit höherem Tempo (Walking).

▶ Gehen Sie, wenn es geht, zu Nachbarn oder Kollegen, anstatt zu telefonieren.

▶ Verzichten Sie – wenn möglich – bei Besorgungen auf das Auto. Gehen Sie zu Fuß, oder nehmen Sie das Fahrrad.

Simple Formel beim Lauf-dich-schlank!-Programm: Sie verbrennen pro gelaufenen Kilometer so viele Kilokalorien, wie Sie in Kilogramm wiegen.

Aktiven unbewusst noch mehr und verbrannten 90 Prozent der »unnötigen« Kalorien. Anders die Bewegungsfaulen. Die setzten 70 Prozent der zusätzlichen Kalorien als Körperfett an, weil sie ihren Lebensgewohnheiten gemäß noch träger wurden.

Bewegung muss nicht immer Höchstleistung sein

Eine ganz simple Schlussfolgerung der Forscher der Mayo-Klinik besteht darin, dass Sie möglichst viel Bewegung in den Alltag einbauen sollten. Denn letztendlich summiert es sich. Auch die kleinste Bewegung verbrennt Kalorien.

Dennoch sollte Bewegung nichts mit Leistungswahn zu tun haben. Die Formel, der einst Fitnessfanatiker nachrannten, ist purer Unsinn: No pain, no gain (Wenn's nicht wehtut, bringt's nichts).

Bewegung soll Spaß machen. Bewegung sollte spielerisch sein. Bewegen sollten Sie sich nicht, weil Sie sollen, sondern weil Sie wollen. Weil Bewegung gut tut. Laufen Sie. Aber nicht nur, weil Sie bald andere besiegen wollen. Besiegen sollen Sie nur Ihren inneren Schweinehund, der Ihnen in jeder Situation zur Bequemlichkeit rät. Laufen Sie, um sich selbst einen Gefallen zu tun.

Was Bewegung bewirkt

Bewegung bewirkt eine ganze Menge. Die Gefäße bleiben frei von Verkalkung, das Blut wird dünner und fließt besser. Die Lunge bleibt gesund, das Herz stark. Die Zahl der roten Blutkörperchen erhöht sich, sie können mehr Sauerstoff transportieren und schützen das Immunsystem effektiver – die alljährliche Erkältung bleibt aus. Ob Laufen, Walking, Schwimmen oder Radfahren – Hauptsache, Sie kommen mindestens dreimal, besser viermal pro Woche mindestens eine halbe Stunde lang ins Schwitzen. Dabei wird der Körper mit Sauerstoff versorgt und der Stoffwechsel angekurbelt.

Wie der Stoffwechsel funktioniert

Unser Körper braucht rund um die Uhr Energie, selbst in völliger Ruhe. Für Atmung und Verdauung, um Blutfluss und Nervensystem zu steuern, um die Muskulatur zu koordinieren, die Körperwärme zu regulieren, um die Zellen zu erneuern und die Organe zu reinigen, um das Immunsystem auf Standby zu halten und vor allem auch, um das Herz, den Motor unseres Lebens, zu betreiben. Wir brauchen Energie, um den komplizierten Kreislauf und alle wichtigen Lebensvorgänge in Gang zu halten.

Der tägliche Kalorienbedarf

Für die Erhaltung der Vitalfunktionen des Körpers – um zu gehen, zu laufen, zu atmen und zu verdauen – braucht der Körper 50 bis 70 Prozent der Energie, die ihm täglich zugeführt wird. Diesen Energiebedarf nennt man Grundumsatz. Bei Frauen sind das im Durchschnitt rund 1400 Kilokalorien. Bei Männern ist der Grundumsatz etwa zehn Prozent höher, weil sie mehr Muskelmasse haben und Muskeln den größten Energiebedarf haben. Im Lauf der Jahre sinkt der Grundumsatz, weil die Muskelmasse mit den Lebensjahren kontinuierlich abnimmt.

Welche Rolle spielt die Leistung?

Wie bei jeder Maschine gilt: Je mehr sie arbeitet, desto mehr Energie benötigt und verbraucht sie. Das ist bei Menschen nicht anders.

Die von der Tätigkeit abhängige Energie nennt man Arbeits- oder Leistungsumsatz. Ein Schwerarbeiter, ein Bergarbeiter oder ein Radrennfahrer beispielsweise, ver-

Warum Fett?

Im Prinzip funktioniert unser Stoffwechsel wie ein innerer Verbrennungsmotor, der mit Nahrungsenergie betrieben wird. Wenn Sie mehr Energie nachlegen, als Sie verbrennen, speichert der Körper den überschüssigen Brennstoff in den Fettzellen – gewissermaßen als Vorrat für schlechte Zeiten.

Der persönliche Kalorienbedarf
Wie viel Sie brauchen – was zu viel ist

Der Energiebedarf drückt sich in der Formel Grundumsatz plus Leistungsumsatz aus. Der Grundumsatz ist abhängig von Geschlecht, Alter, Größe und Gewicht; der Leistungsumsatz von Art und Intensität des Tuns.

So ermitteln Sie Ihren persönlichen Kalorienbedarf:

Für 18- bis 30-Jährige: $14{,}7 \times \text{Gewicht} + 496 = \text{Grundumsatz}$

Für 31- bis 60-Jährige: $8{,}7 \times \text{Gewicht} + 829 = \text{Grundumsatz}$

Um den Gesamtbedarf zu berechnen, müssen Sie den Grundumsatz mit Ihrem Leistungsfaktor multiplizieren:

▶ Für Kopfarbeiter, die meist sitzen, stehen, Auto fahren, wenig Sport treiben, gilt: Grundumsatz x 1,4.

▶ Für gemäßigt Aktive, die im Büro arbeiten, aber sportlich nicht faul sind, gilt: Grundumsatz x 1,7.

▶ Für sehr Aktive, die Tag für Tag körperlich hart arbeiten und sportlich mehr als viermal pro Woche etwas tun, gilt: Grundumsatz x 2,0.

Mit dieser Formel lässt sich annähernd jene Kalorienzahl errechnen, mit der Sie Ihr Gewicht konstant halten.

Kein Lebensmittel macht dick. Wir werden nur dick, wenn wir mehr essen als wir verbrennen.

braucht für sein anstrengendes Tagwerk mindestens 3000 bis 5000 Kilokalorien mehr; sitzt man den ganzen Tag im Büro, verbraucht man allenfalls 500 Kilokalorien zusätzlich.

Auch diese Rechnung ist ganz einfach: Wer seinem Körper wenig Arbeit zumutet, braucht auch wenig Energie und verbrennt weniger Kalorien.

Außerdem wird der Energieverbrauch des Körpers oft überschätzt. Das ist für jene enttäuschend, die glauben, dass ab und zu ein bisschen Training schon reicht, um schlank zu werden und zu bleiben. Ansonsten könnte alles beim Alten bleiben, einschließlich (schlechter) Ernährungsgewohnheiten. Leider ist das nicht ganz so einfach.

Das überflüssige Fett

Es ist falsch anzunehmen, dass Essen dick macht. Kein Nahrungsmittel macht dick, weder Sahne noch Schokolade noch Saucen. Dick werden wir nur, wenn wir mehr Kalorien zu uns nehmen, als wir verbrauchen.

Wir essen, um dem Körper das nötige Material für die ständige Erneuerung seiner Zellen und Brennstoffe zu liefern. Nahrung ist vor allem Brennmaterial, um die Millionen kleiner Motoren, unsere Muskelzellen (Mitochondrien), anzufeuern. Die liefern uns Energie, damit der Körper seinen komplizierten 24-Stunden-Arbeitstag leisten kann.

Individuelle Abnehmstrategien

Wer ständig mehr Kalorien aufnimmt als er verbraucht, wird garantiert dick. Gewichtsreduzierung ist ein reines Rechenexempel. Wenn Sie abnehmen wollen, haben Sie zwei Möglichkeiten.
▸ Die erste Methode: Sie dürfen dem Körper nicht mehr so viel, nicht mehr zu viel Brennstoff zuführen; Sie müssen also klüger essen.
▸ Die zweite Methode: Sie müssen mehr verbrennen als bisher, sollten sich also mehr bewegen.

Die erfolgreichste Methode

Am zuverlässigsten nehmen Sie ab, wenn Sie beide Methoden clever miteinander kombinieren. Sie sollten sich also künftig mit moderner und leichterer Kost ernähren, und Sie sollten mehr Bewegung in Form von moderatem Ausdauertraining in Ihren Alltag einbauen. Praktisch bedeutet das nichts anderes als das Ändern Ihrer Lebensgewohnheiten.

Menschen, die regelmäßig laufen, tun das ganz automatisch, weil ihr Körper es verlangt. Denn Laufen weckt die somatische Intelligenz. Das ist unsere innere Weisheit. Der Körper verlangt instinktiv, was er wirklich braucht – wenn wir diesen Instinkt nicht mit Gelüsten verwechseln, die eher im Kopf entstehen.

Die meisten Läufer geben das Rauchen auf. Sie hören auf das, was ihnen der Körper signalisiert. Sie beginnen, vernünftiger und bewusster zu essen: mehr Kohlenhydrate und Eiweiß, weniger Fett, mehr Obst und Gemüse, weniger Fleisch.

Laufen ist also die beste Diät, wenn Sie abnehmen und schlank bleiben wollen. Diät – dieses Zauberwort kommt aus dem Griechischen (»diaita«) und bedeutet streng genommen nicht Hungern, sondern viel mehr eine gemäßigte, vernünftige Lebensweise.

Grundgesetze beim Abnehmen

Ändern Sie schrittweise, aber konsequent Ihre alltäglichen Ernährungsgewohnheiten.
▸ Essen Sie mehr Obst, Gemüse und Kohlenhydrate.
▸ Essen Sie abwechslungsreich und mit Genuss.

Körperinstinkt

Dauerhaft wohl fühlen wir uns nur, wenn wir lernen, wieder auf unseren Körper zu hören, auf die so genannte somatische Intelligenz. Diese innere Weisheit des Körpers lässt sich durch regelmäßiges Laufen (wieder) aktivieren. Dann verlangt der Körper instinktiv nur nach dem, was er auch wirklich braucht.

- ▸ Essen Sie weniger Fett und Süßes.
- ▸ Verteilen Sie Ihre Nahrung auf fünf Mahlzeiten am Tag.
- ▸ Schränken Sie das Naschen zwischendurch ein.

- ▸ Trinken Sie weniger Alkohol.
- ▸ Trinken Sie jeden Tag gut zwei Liter Wasser.
- ▸ Bewegen Sie sich so viel wie möglich – und zwar täglich.

Warum Diäten Unsinn sind

Jede zweite Frau und jeder fünfte Mann hat mindestens schon einmal im Leben eine Diät gemacht. Oftmals mit sichtbarem, aber leider nur kurzfristigem Erfolg. Langfristig stellt sich fast immer großer Frust ein.

Diäten sind verführerisch. Zunächst läuft alles wie gewünscht. Rasch verliert man Gewicht. Doch es ist leider kein Fett, das man da verliert. Es ist vor allem Wasser, das in den Kohlenhydraten gebunden wird.

Davon ist relativ viel im Körper gespeichert: Jedes Gramm der so genannten Glykogenreserven in Leber und Muskeln können ungefähr 2,7 Gramm Wasser speichern. Wenn wir eine Diät machen, also keine Kohlenhydrate über die Nahrung mehr zuführen, werden erst einmal diese Depots geleert – und der Körper verliert jetzt vor allem Wasser. Dieser Wasserverlust macht in den beiden ersten Wochen einer strengen Diät über die Hälfte des verloren gegangenen Gewichts aus.

Was eine Diät so fatal macht

Der Anfangserfolg einer Diät ist nichts weiter als eine schöne Illusion. Die fatale Nebenwirkung besteht darin, dass mit der körpereigenen Flüssigkeit auch wertvolle Mineralstoffe verloren gehen. Die unerwünschten Begleitsymptome sind Müdigkeit, Nervosität und Kopfschmerzen.

Hungern geht gewaltig auf den Geist, verdirbt die Laune und die Lebenslust. Selbst auferlegte Askese macht Verbotenes nur noch reizvoller. Die Gedanken sind völlig auf das Essen fixiert – alles dreht sich um diesen elenden Zustand des Hungerns. Da bleibt kaum Energie für spontanen Spaß, entspannende Hobbys oder Freunde. Denen schlägt das ewige Diätgerede ohnehin aufs Gemüt.

Weil sie jeden Genuss verbieten und so viel Selbstkontrolle verlangen, können Diäten vor allem aber häufig

Diätstress

Die Evolution hat den Körper des Menschen mit sinnvollen Überlebensstrategien ausgestattet. Fettreserven werden nur im Notfall angegriffen. Wenn die Nahrungszufuhr ausbleibt, gerät der Körper in Stress. Seine Energie gewinnt er jetzt nicht aus dem Fettdepot, sondern aus dem Eiweiß der Muskeln.

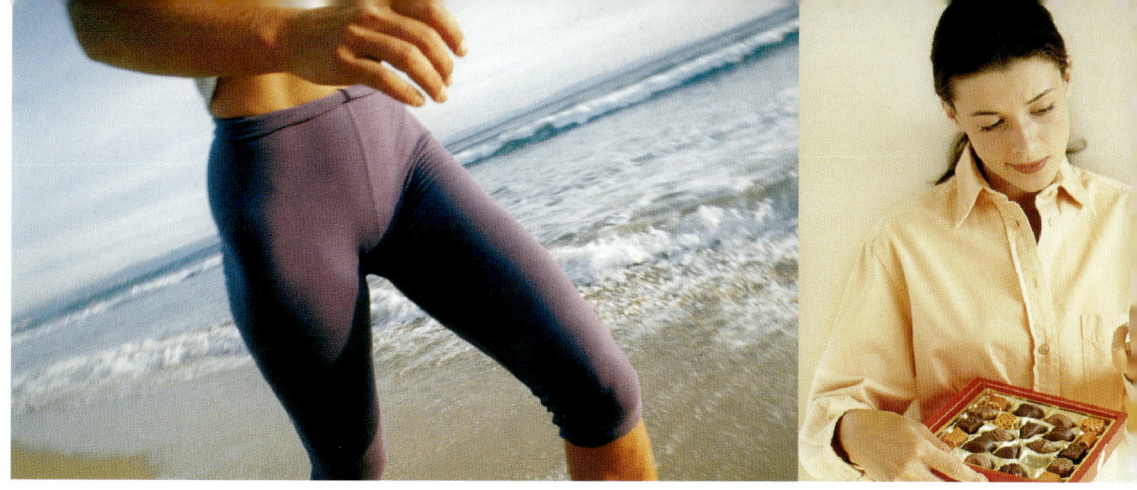

Bewegung, Bewegung und nochmals Bewegung ist das einzige Rezept, das auf Dauer einen schlanken und vor allem gesunden Körper garantiert.   *Diäten frustrieren und können sogar schaden.*

eine Einstiegsdroge zu schweren Ess-störungen wie Magersucht und Buli-mie sein.

Der Körper reagiert auf eine Diät

So leicht lässt sich unser Organismus nicht überlisten. Die Reaktionen des Körpers haben sich seit Urzeiten nicht geändert. Für unsere Vorfahren war die Nahrung knapp. Wer in guten Zei-ten viel Fett speichern konnte und in kargen Monaten die angefutterten Re-serven nur sparsam verbrannte, hatte einen Überlebensvorteil. Noch immer tut unser Körper alles, um wie ehedem seine Fettpolster für schlechte Zeiten zu sichern.

Der Körper kann leider noch im-mer nicht zwischen unserem Wunsch abzunehmen und einer echten Hun-gersnot unterscheiden. Wenn wir also fasten, wenn wir uns nach der Metho-de »FdH« (Friss die Hälfte) disziplinie-ren oder wenn wir streng Diät halten,

wittert unser Organismus immer Ge-fahr und schaltet automatisch auf Sparflamme.

Durch Magerkost kommt ein ver-hängnisvoller Kreislauf in Gang. Der Ausstoß von Leptin wird verringert. Dieses Hormon stimuliert normaler-weise den Körper, abgelagertes Fett ab-zubauen. Der Grundumsatz wird ge-drosselt – der Energiebedarf also, der notwendig ist, um den Stoffwechsel und alle Körperfunktionen aufrecht-zuerhalten (Atmung, Verdauung, Herzschlag usw.) Zudem fördert der Gewichtsverlust durch Radikaldiäten die Arterienverkalkung, Gallensteine und Hormonschwankungen.

Diäten machen schlapp

Diäten sind gefährlicher Unsinn. Sie führen zu Frust, Konzentrationsschwä-che und Leistungsabfall. Das hängt auch mit dem Verlust von Eiweiß zu-sammen. Um Energie zu gewinnen,

Je weniger Nahrung der Körper be-kommt, umso mehr Hormo-ne produziert er. Diese wiederum si-gnalisieren dem Gehirn: Hunger!

greift der Körper nicht etwa auf die Fettdepots zurück, sondern holt sich die Power aus körpereigenem Protein. Täglich wandelt er 200 Gramm wertvollstes Körpereiweiß (vor allem aus der Muskulatur) zu Glukose um, um es zu verheizen. Erst nach zwei Wochen greift der Organismus (endlich!) seine Fettreserven an.

Trauriges Ende einer Diät: Das Gewicht bleibt, die Laune sinkt, der Heißhunger steigt.

Der berüchtigte Jo-Jo-Effekt

Wer sich weniger Kalorien gestattet, nimmt zwar ab, aber das löst keinesfalls Gewichtsprobleme. Im Gegenteil: »Die meisten Diäten machen dick«, bestätigt Thomas Klusmann, Sprecher der Deutschen Gesellschaft für gesundes Leben. Tatsächlich beweisen Statistiken, dass nach der mühsamen Abspecktortur das Gewicht in 80 Prozent aller Fälle wieder auf das ungewollte Maß zurückschnellt – und meist noch darüber hinaus. Dieses Phänomen ist auch unter dem Namen »Jo-Jo-Effekt« bekannt.

Während einer Diät wird der Energieverbrauch stark gedrosselt, der Körper kommt mit weniger Kalorien aus. Dies kann mindestens eine Woche oder länger andauern. Selbst wenn Sie jetzt nur ähnlich viel essen wie vor der Diät, essen Sie viel mehr, als der an Schmalkost gewöhnte Körper nun braucht. Der Körper nimmt den Überschuss dankend an und füllt seine Fettdepots schnellstens wieder auf.

So vermeiden Sie den Jo-Jo-Effekt

▸ Vergessen Sie Diäten. Stellen Sie stattdessen Ihre Ernährung um.

▸ Radikalkuren schaden nur. Ihr Übergewicht hat sich langsam entwickelt. Sie sollten akzeptieren, dass Sie es auch nur langsam wieder verlieren können.

▸ Essen Sie sich satt – mit Obst, Brot, Gemüse. Meiden Sie Fett, wann immer es geht.

▸ Hören Sie auf Ihren Körper. Fragen Sie sich, ob Sie wirklich Hunger haben, und essen Sie entsprechend.

▸ Essen Sie langsam, und achten Sie darauf, wann Sie satt sind.

▸ Verbote sind verboten. Verbannen Sie nichts, was Sie mögen. Bei Totalverzicht werden Sie bald von Heißhungerattacken geplagt.

▸ Machen Sie sich eines klar: Was immer Sie tun – Sie tun es nur für sich. Sie stellen Ihre Gewohnheiten nicht für andere um.

▸ Kleine Ausrutscher sind verzeihlich. Wichtig ist, dass Sie Ihr Ziel im Auge behalten.

▸ Bewegen Sie sich, so viel es geht. Durch Training kurbeln Sie den Stoffwechsel zusätzlich an.

▸ Bleiben Sie mit Spaß bei der Sache. Nur was Spaß macht, hat Erfolg. Seien Sie keinesfalls dogmatisch, und sehen Sie die Sache nicht zu verbissen.

Wie Sie Ihr Fett wegkriegen

Im Prinzip ist Fett eine geniale Erfindung der Evolution. Fett ist Polstermaterial und Wärmespender, es absorbiert und schützt so die Organe gegen Schocks. Die Fettmoleküle (Triglyzeride) sind eine geballte Kraft und eine konzentrierte, nahezu unerschöpfliche Energiequelle. Ein Gramm Fett liefert neun Kilokalorien – mehr als doppelt so viel wie Kohlenhydrate und Eiweiß. Allerdings ist Fett auch die Ursache vieler Übel.

Alles ist in Ordnung, wenn wir nur so viel Kalorien zu uns nehmen, wie wir verbrauchen. Dann schwillt die Fettzelle an und schrumpft wieder. Wer mehr isst, als er verbraucht, setzt einen verhängnisvollen Kreislauf in Gang. Die Zellen vergrößern sich allmählich; wenn der Fettgehalt des Körpers rund 30 Kilogramm beträgt, beginnt der Organismus, neue Zellen zu produzieren, um den Überschuss speichern zu können.

Der Stoff, aus dem die Pfunde sind

Aus den überschüssigen Energiereserven baut unser Organismus Körperfett auf, das Schutzfunktionen erfüllt, aber auch Ursache vieler Zivilisationskrankheiten ist. Fett wird nicht nur auf Rippen, Hüften und am Bauch gespeichert, sondern auch in der Leber und sogar im Gehirn. Das stört natürlich den Informationstransport zwischen den Gehirnzellen; Denkprozesse und Konzentration leiden.

Von der Verfettung besonders betroffen ist das einige tausend Kilometer lange Netz unserer Gefäße, die Blutbahnen. Menschliche Leistungsfähigkeit lässt sich vor allem an der optimalen Durchblutung und an der optimalen Sauerstoffversorgung aller Organe messen. Aber wie wollen wir Höchstleistung bringen, wie voller Energie und Kreativität sein, wenn die Gefäßwände verklebt sind oder mit Fett zu verstopfen drohen?

Zu viel Körperfett ist gefährlich

Zu viel Fett macht fett. Beim erwachsenen Menschen können es bis zu 500 Milliarden Fettzellen (Adipozyten) sein, deren Natur es ist, Fett zu speichern. Sie speichern möglichst Nahrungsfette, die – verdaut und chemisch mehrfach umgebaut – über den Blutstrom ihren Weg finden. Die Fettzellen sind auf Speicherung für schlechte Zeiten programmiert, sie füllen sich mit den Triglyzeriden, blähen sich auf und wachsen zu den größten Zellen des Körpers.

Zu viel ist einfach zu viel. Zu viel Fett macht nicht nur unglücklich, zu viel ist vor allem eine ungesunde Zumutung für den Organismus. Wir sind nur leistungsfähig, wenn alle Organe optimal durchblutet und mit Sauer-

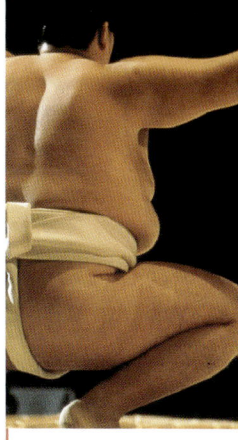

Hier ist die Fettleibigkeit noch Statussymbol: Sumoringer gehören in Japan zu den geachtetsten Sportlern.

Durch regelmäßiges Laufen wird der Stoffwechsel um sage und schreibe 25 Prozent erhöht.

stoff versorgt werden. Mit Fett verstopfte Gefäße können das nicht mehr gewährleisten. Nicht zuletzt aus diesem Grund müssen wir möglichst regelmäßig Fett verbrennen.

Das persönliche Traumgewicht

Am genauesten können Sie Ihr Idealgewicht bestimmen, wenn Sie Ihren Bodymass-Index (BMI) berechnen. Die auf den ersten Blick komplizierte Formel berücksichtigt nicht nur das Gewicht, sondern auch die Größe. Dabei wird das Körpergewicht in Kilogramm durch das Quadrat der Körpergröße in Metern geteilt.

Bedeutung des BMI

Der Bodymass-Index zeigt an, ob Ihr Gewicht zu Ihrer Größe passt.
▸ BMI-Sollwert bei Männern: 20 bis 25

▸ BMI-Sollwert bei Frauen: 19 bis 24
▸ BMI unter 19 bedeutet leichtes Untergewicht
▸ BMI 25 bis 30 bedeutet leichtes Übergewicht
▸ BMI über 30 bedeutet starkes Übergewicht (Adipositas)

Das Körperfett genau bestimmen

Doch auch der Bodymass-Index allein liefert noch kein zuverlässiges Bild Ihres körperlichen Zustands. Maßgeblich ist vor allem der Fettanteil im Körper. Den können Sie mit einer Fettzange (Caliper) messen. Zuverlässiger noch funktionieren elektronische Waagen (z. B. von der Firma Tanita). Stellen Sie sich barfuß auf die Waage. Mit Hilfe von Schwachstrom wird der Widerstand der Zellen gemessen und so der prozentuale Körperfettanteil exakt bestimmt.

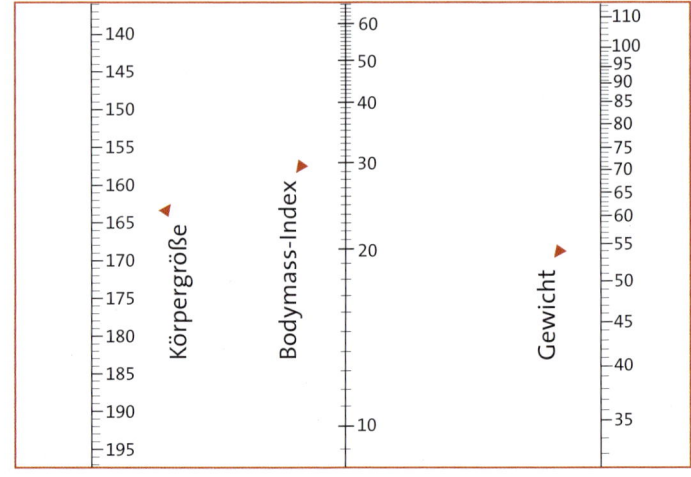

Der Bodymass-Index (BMI) bezieht neben dem Gewicht auch die Größe mit ein und liefert deshalb ein zuverlässigeres Bild als die bloße Angabe des Gewichts. Um Ihren individuellen Bodymass-Index zu bestimmen, müssen Sie nur die für Sie gültigen Punkte – Körpergröße in Zentimeter und aktuelles Gewicht in Kilogramm – mit einem Lineal verbinden. Auf der Skala in der Mitte können Sie dann Ihren Bodymass-Index ablesen.

Darf's ein bisschen mehr sein...?

Körperfettanteil bei Männern in Prozent

ALTER	SEHR GUT	GUT	MITTEL	SCHLECHT
20 bis 24	10,8	14,9	19,0	23,3
25 bis 29	12,8	16,5	20,3	24,3
30 bis 34	14,5	18,0	21,5	25,2
35 bis 39	16,1	19,3	22,6	26,1
40 bis 44	17,5	20,5	23,6	26,9
45 bis 49	18,6	21,5	24,5	27,6
50 bis 59	19,8	22,7	25,6	28,7
60 und älter	20,2	23,2	26,2	29,3

Körperfettanteil bei Frauen in Prozent

ALTER	SEHR GUT	GUT	MITTEL	SCHLECHT
20 bis 24	18,9	22,1	25,0	29,6
25 bis 29	18,9	22,0	25,4	29,8
30 bis 34	19,7	22,7	26,4	30,5
35 bis 39	21,0	24,0	27,7	31,5
40 bis 44	22,6	25,6	29,3	32,8
45 bis 49	24,3	27,3	30,9	34,1
50 bis 59	26,6	29,7	33,1	36,2
60 und älter	27,4	30,7	34,0	37,3

Effektiv Fett verbrennen

Um Fett zu verbrennen, müssen Sie sich regelmäßig locker bewegen. Der Muskel sollte dabei mit reichlich Sauerstoff versorgt sein, d. h., Sie sollten im aeroben Bereich trainieren. Nur bei einer ausreichenden Sauerstoffversorgung bilden sich die fettvernichtenden Enzyme.

Fett verbrennt einzig und allein im Muskel. Wenn Sie eine Zeit lang nicht trainieren, rosten Sie gewissermaßen ein. Die zuckerverbrennenden Enzyme funktionieren lebenslang, doch fettverbrennende Enzyme bleiben uns nur erhalten, wenn wir sie fordern und benutzen. Anderenfalls werden sie in Aminosäuren aufgespalten.

Fettabbau braucht seine Zeit. Immerhin stecken in einem Kilogramm Fett rund 7000 Kilokalorien – das ist genügend Energie für zwei bis drei Tage schwere Körperarbeit.

▶ Laufen ist gesund. Es ist das wirkungsvollste Training für das Herz-Kreislauf-System. Sie können schon in wenigen Monaten Ihren Fitnesszustand deutlich verbessern.

▶ Laufen ist leicht. Sie können Ihren Stil schnell verbessern, um effektiver zu laufen. Außerdem müssen Sie sich kaum teure Ausrüstung anschaffen.

▶ Laufen ist jederzeit und überall möglich. Sie bleiben unabhängig.

▶ Laufen ist eine simple Art, um Stress abzubauen. Mit wenig Aufwand (schon 30 Minuten genügen) können Sie nach einem Arbeitstag viel für Ihre Entspannung tun.

▶ Laufen ist die ideale Methode zur Gewichtskontrolle. Bei kaum einer anderen sportlichen Aktivität verbrennen Sie in gleicher Zeit ähnlich viele Kalorien.

▶ Laufen ist wie Medizin, die das Wohlbefinden, aber auch das Selbstbewusstsein und das Körpergefühl stärkt.

▶ Laufen ist besser als jedes Schlafmittel. Sie werden auf natürliche Art müde.

▶ Laufen ist gut für die Lust. Regelmäßiges Laufen stärkt den sexuellen Appetit und die Liebesfähigkeit.

▶ Laufen ist in jedem Alter möglich. Sie sind nie zu alt, um mit dem Laufen zu beginnen und regelmäßiges Training auszuüben.

▶ Laufen ist der beste Fitnesssport, um sich biologisch jung zu halten. Wer regelmäßig läuft, kann 20 Jahre lang 40 bleiben.

Was der Körper bei Sauerstoffnot verbrennt

Wenn wir außer Atem geraten, also in den anaeroben Bereich kommen, geht der Körper ein Sauerstoffdefizit, eine so genannte Sauerstoffschuld ein. Er schaltet dann automatisch von der erwünschten Fett- auf die Zuckerverbrennung um.

Bei Tennis, Squash oder Fußball, bei allen Stop-and-Go-Sportarten also, verbraucht der Körper vor allem die (wertvollen) Zuckerreserven. Lästiges Fett bleibt unangetastet.

Wann die Fettverbrennung einsetzt

Bislang waren sich Sportwissenschaftler über eine magische Grenze einig: Erst nach einer halben Stunde Bewegung, so die Lehrmeinung, greift der Körper seine Fettdepots an. Das stimmt so nicht. Studien von Professor Alois Mader (Deutsche Sporthochschule Köln) belegen, dass die Muskeln schon früher beginnen, Fett zu verbrennen. Laufen ist dabei die effektivste und beste Möglichkeit, Fett loszuwerden. Denn wie bereits erwähnt, kann nur der Muskel Fett verbrennen – und beim Laufen sind immerhin 70 Prozent der gesamten Muskulatur im Einsatz.

Wenn Sie also täglich mindestens 30 Minuten laufen, verwandeln Sie mittelfristig 70 Prozent Ihrer Muskeln in fettverbrennende Öfen. Die Voraussetzung dafür ist natürlich, dass Sie die Belastung richtig dosieren. Was richtig ist, hängt ganz entscheidend von der Herzfrequenz, d. h. vom Trainingspuls ab (siehe dazu Seite 36ff.).

Laufen verändert die Körperchemie

Anfangs verheizt der Körper beim leichten Lauftraining nicht einmal 0,1 Gramm Fett. Doch Laufen verändert die Körperchemie nachhaltig. Der Körper bildet nach und nach fettverbrennende Enzyme. Nach vier Wochen verheizen Ihre Muskeln während des Laufens bereits fünf Gramm Fett. Und nach zwölf Wochen sogar 25 Gramm – rund 250 Kilokalorien reines Fett.

Bewegung erzeugt einen Schlüsselreiz, der gewissermaßen Ihre Fettverbrennungsmaschine anwirft. Sie verbrennen Fett, während Sie laufen. Und das Beste ist: Ein durch Laufen trainierter Körper verbrennt auch im Ruhezustand mehr Energie. Durch den so genannten Afterburneffekt verbrennen Sie auch Fett, während Sie schlafen oder am Schreibtisch sitzen.

Der Afterburneffekt

Afterburn heißt so viel wie Nachbrennung. Das bedeutet konkret, dass je nach Art und Dauer der Belastung nach dem Laufen der Energieverbrauch noch deutlich gesteigert ist. Dieser Zustand kann bis zu 15 Stunden lang anhalten. Sie verbrennen also nicht nur während des Trainings Kalorien, sondern auch noch in der Regenerationsphase. Dies hat verschiedene Ursachen:

▶ Die Glykogenspeicher müssen wieder aufgefüllt werden.

▶ Das Blut ist mit mehr Sauerstoff angereichert.

▶ Durch die Bewegung entstandene Stoffwechselschlacken (Laktate) müssen abgebaut werden.

▶ Die Wärmeabgabe des Körpers (Thermogenese) bleibt weiterhin angekurbelt.

Nach dem Training wollen die Muskeln die geplünderten Glykogendepots schnell wieder auffüllen und »Abfall« entsorgen. Das kostet viel Energie.

Fettverbrennung in der Regenerationsphase: Der Afterburneffekt macht's möglich.

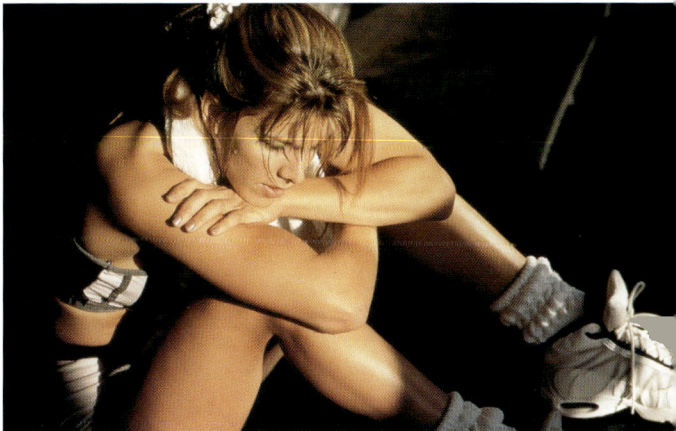

Die Laufausrüstung

Ohne gutes
Material läuft
es auch nicht
gut. Sparen
Sie bitte nicht
an der fal-
schen Stelle.

Sparen Sie nicht am Equipment. Im Vergleich zu den meisten Sportarten ist Laufen ohnehin relativ kostengünstig. Mit flotter und vor allem funktioneller Kleidung macht das Training noch mehr Spaß.

Die richtigen Laufschuhe

Der Asphalt ist kein Laufsteg, und die Füße sind sensible Leistungsträger. Deswegen sind die Schuhe das wichtigste Sportgerät des Läufers. Sie verdienen bei der Anschaffung besondere Beachtung. Geringes Gewicht und flottes Design sind schön und gut, aber untergeordnete Faktoren. Laufschuhe müssen vor allem passen. Sie sollen den Fuß beim Laufen unterstützen, also für ein ungestörtes Abrollverhalten sorgen. Kaufen Sie Schuhe abends oder nach dem Training, weil nach einer Belastung die Füße leicht geschwollen sind. Kaufen Sie Schuhe nicht zu eng und nicht zu klein.

▶ Probieren Sie verschiedene Modelle. Es reicht nicht, bloß ein bisschen im Laden zu trippeln. Geschäfte mit Laufband bzw. Laufanalyse helfen, das optimale Material zu finden.

▶ Schwere Läufer brauchen festeres Material.

▶ Leichtere Läufer brauchen flexiblere Schuhe.

▶ Die Zehen müssen vorne noch gut einen Zentimeter Platz haben.

▶ Die Ferse muss vom Schuh eng umfasst werden (sie darf im Schuh nicht hochrutschen).

Sie sollten sich, wenn Sie häufig laufen wollen, mindestens zwei Paar unterschiedliche Modelle zulegen, mit denen Sie abwechselnd laufen. Wenn die Schuhe zwischen den Läufen austrocknen können, erhöht dies auf jeden Fall die Lebensdauer der Schuhe. Die doppelte Ausgabe amortisiert sich also

Barfußlaufen ist angenehm und gesund – wenn man eine weiche Wiese oder einen sonnigen Sandstrand zur Verfügung hat. Für alle anderen Untergründe braucht man Laufschuhe – und zwar gute.

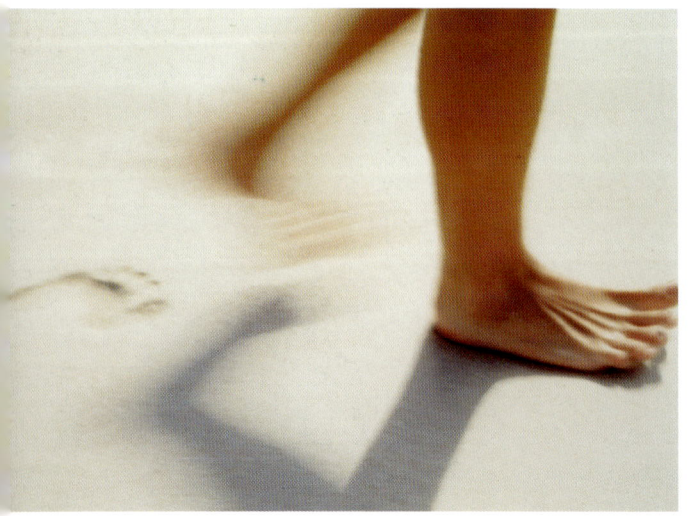

irgendwann. Weil jeder Schuh außerdem seine eigene Charakteristik hat, werden auch die Bandscheiben, Gelenke und Sehnen nicht immer gleich belastet. Mit mehreren Modellen können Sie deshalb auch Ihr Training besser abstimmen:

▸ Schuhe mit griffigem Profil und robustem Oberleder für schweres Gelände (Waldboden, nasses Gras, Schnee)
▸ Schuhe mit guter Dämpfung für Asphaltstrecken
▸ Leichtere Schuhe für schnelle Trainingseinheiten

Wie weit die Schuhe tragen

Die Haltbarkeit der Schuhe hängt vor allem von Ihrem Gewicht, Ihrem Laufstil und dem Untergrund ab, auf dem Sie trainieren. Ein guter Trainingsschuh sollte mindestens 1200 Kilometer halten. Aber schon nach 500 Kilometern kann bis zu einem Drittel der Dämpfungseigenschaften dahin sein. Schwachpunkt ist die Zwischensohle.

Die richtige Bekleidung

Schietwetter? Zu kalt, zu heiß, zu windig, zu regnerisch? Solche Einwände gelten nicht – nicht mehr. Es gibt kein schlechtes Wetter, nur schlecht gewählte Kleidung. Denn längst haben die Sportartikelhersteller Funktionelles für alle Fälle entwickelt: Bekleidung, die bei Kälte dabei hilft, die Körperwärme zu speichern, und bei Hitze den Schweiß rasch abtransportiert. Keiner muss also mehr im eigenen Schweiß schmoren oder frieren.

Prinzipiell sollten Sie Folgendes beachten:
▸ Wählen Sie atmungsaktive, strapazierfähige, pflegeleichte Textilien.
▸ Tragen Sie Laufbekleidung, in der Sie sich wohl fühlen. Besonders unter den Achseln und in der Leiste sollte nichts zu eng sein, damit es beim Laufen nirgendwo reibt oder drückt.
▸ Socken sollten aus Kunstfasern oder einem Gemisch aus Baumwolle und Kunstfasern sein. Achten Sie auf eine gute Passform und auf Tragekomfort (keine Naht über den Zehen!). Schlecht sitzende, Falten schlagende, feuchte Socken sind der Alptraum jedes Läufers.
▸ Tragen Sie auf Straßen helle Kleidung. Bei Dunkelheit empfiehlt sich eine Leuchtweste.
▸ Beherzigen Sie bei kühleren Temperaturen das »Zwiebelprinzip«: Tragen Sie auf der Haut Textilien aus schweißableitenden Kunstfasern, darüber eine weitere dünne Schicht Kunstfasern und eine atmungsaktive Jacke.
▸ Ziehen Sie nasse Kleidung sofort nach dem Laufen aus, sonst droht Erkältungsgefahr!

Prima Klima

Moderne, funktionelle Laufbekleidung ist wind- und wasserdicht und zugleich atmungsaktiv. Kunstfasern geben die Feuchtigkeit schneller nach außen, der Körper bleibt nahezu trocken. Die Kleidung wirkt wie eine Klimaanlage: Sie schützt den Körper sowohl vor Überhitzung als auch vor Unterkühlung.

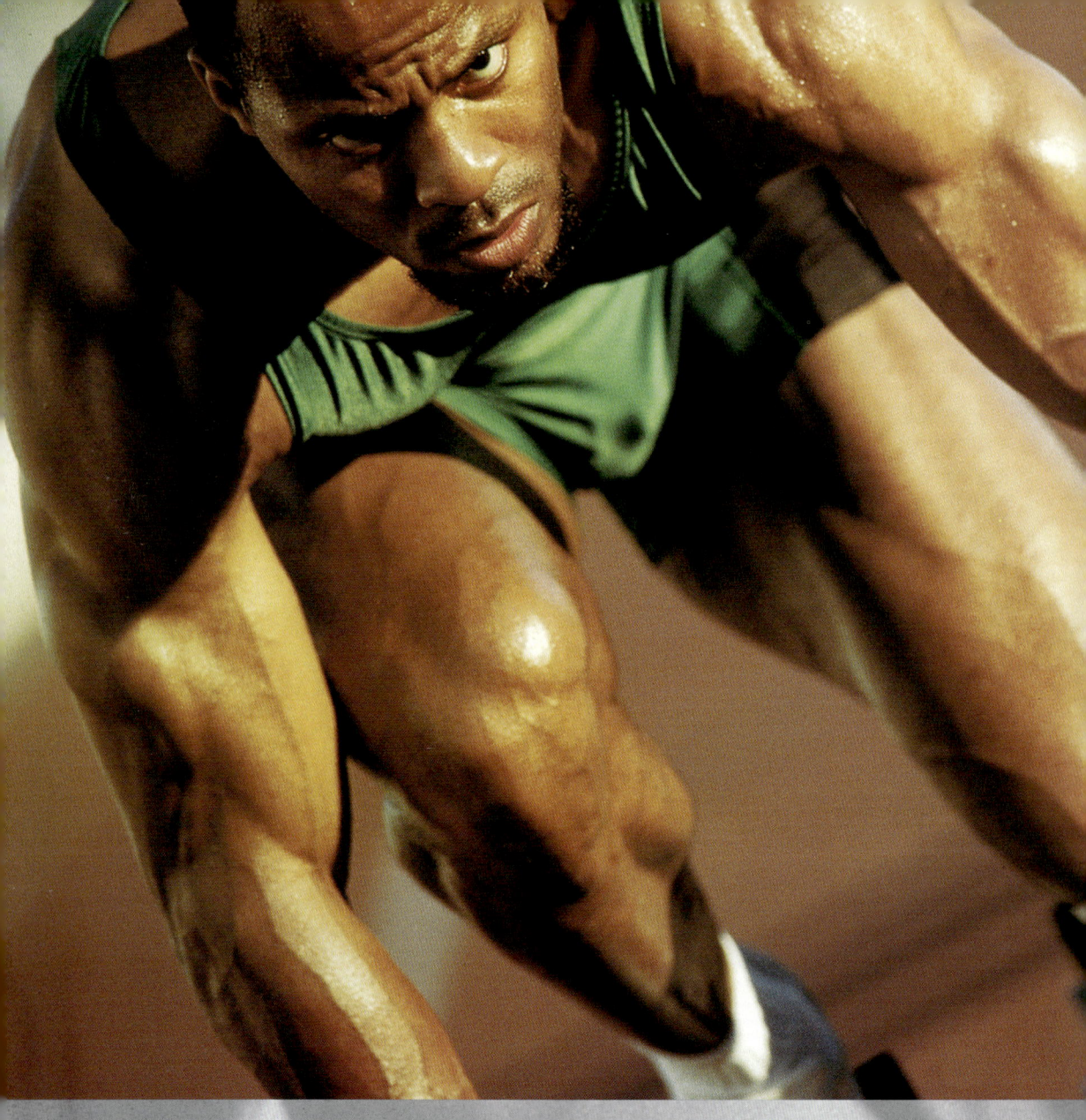

Wie ich durch Laufen meine Fettverbrennung optimal anheizen kann ▸ Warum Laufen so gesund ist ▸ Wie oft und wann ich am besten laufen sollte ▸ Wie ich mein richtiges Tempo finde

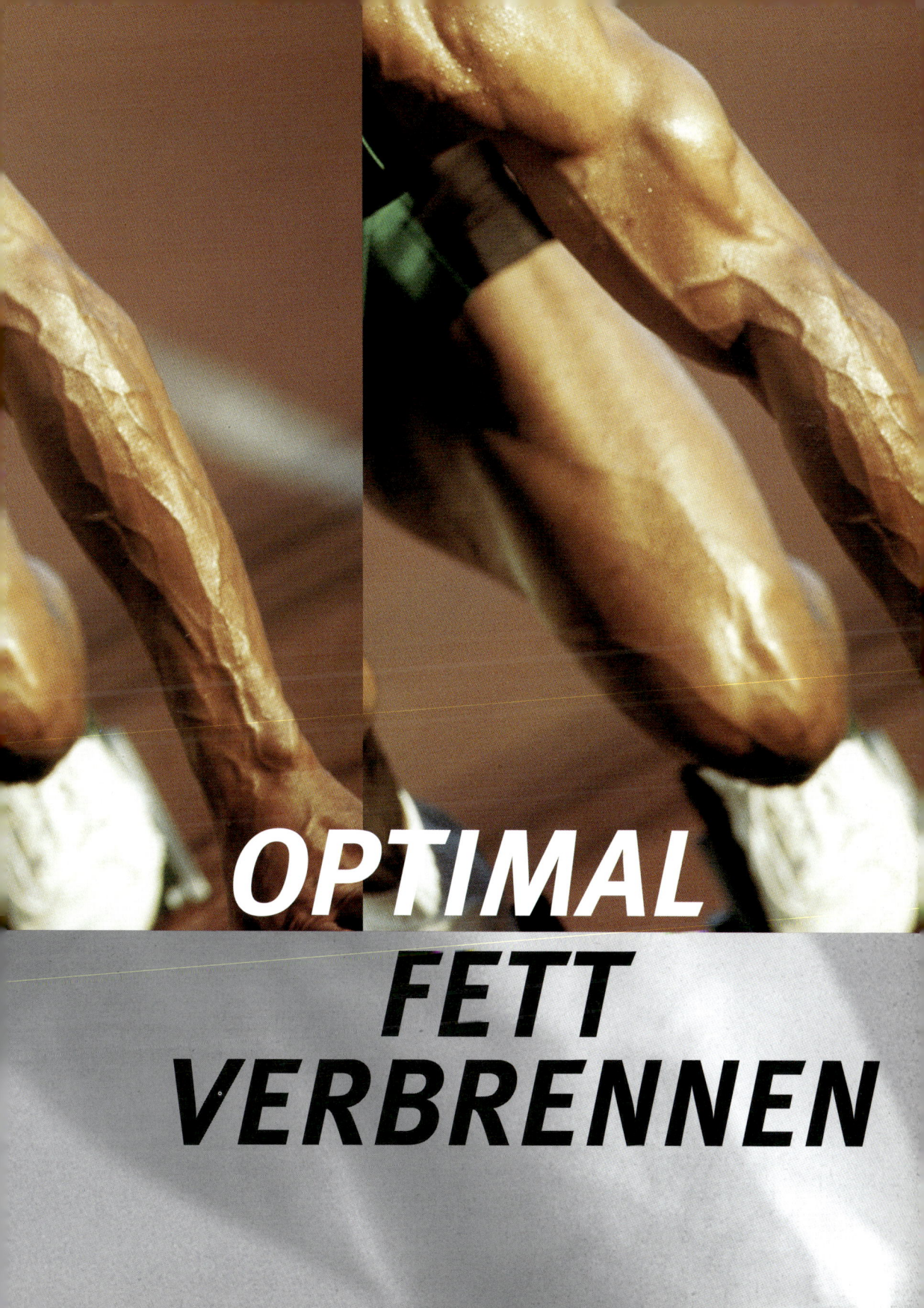

OPTIMAL
FETT
VERBRENNEN

Run an den Speck!

Um sich klarzumachen, wie Sie die Fettverbrennung durch das richtige Lauftempo optimal anheizen können, sind einige biochemische Vorkenntnisse leider unumgänglich.

Wir wissen natürlich, dass wir essen und trinken müssen, um unseren Körper mit Energie zu versorgen. Wir wissen auch, dass die Nahrung – ganz genau genommen die einzelnen Bausteine der Nahrung – im Körper in Energie umgewandelt werden.

▶ Kohlenhydrate versorgen uns mit schneller Energie für die Arbeit von Muskeln und Gehirn; sie sind in Zucker oder Stärke enthalten und werden nur in geringen Mengen zu Fett umgewandelt. Ein Gramm Kohlenhydrate liefert vier Kilokalorien.

▶ Eiweiß (Protein) wird nur im Notfall verbrannt – es ist der wichtigste Baustein des Körpers. Muskel- und Gewebezellen sowie Enzyme werden aus Proteinbestandteilen, aus den Aminosäuren gebaut. Ein kleiner Rest wird in Fett umgewandelt und im Fettgewebe gespeichert. Ein Gramm Eiweiß liefert ebenfalls vier Kilokalorien.

▶ Fett versorgt den Körper mit kompakter Energie, ist aber nicht für den sofortigen Verbrauch vorgesehen. Überschüssiges Fett landet in den Depots, den Fettzellen. Ein Gramm Fett liefert neun Kilokalorien. Es gibt allerdings einige Tricks und Tipps, wie die Fettverbrennung aktiv angekurbelt werden kann.

Wie aus Nahrung Energie wird

Der Abbau von Nährstoffen und die Energiegewinnung (Stoffwechsel) ist ein Prozess in mehreren Stufen. Er läuft vor allem in den winzigen Kraftwerken der Zellen (Mitochondrien) ab. Der gern bemühte Vergleich mit einem Verbrennungsofen, in dem die Nährstoffe unter Zusatz der eingeatmeten Luft oxidieren (verbrennen), stimmt nicht ganz. Die entstehende Energie wird nicht nur als Wärme freigesetzt, sondern auch zum Aufbau einer energiereichen Phosphorverbindung verwendet, dem so genannten ATP (Adenosintriphosphat).

Für den Ernährungswissenschaftler Professor Michael Hamm ist dieses Energiespeichermolekül das »Wechselgeld des biochemischen Stoffwechselbetriebes«: Die bei der Oxidation der Nährstoffe frei werdende Energie wird genutzt, um ATP aufzubauen,

Powerausdauer

Langsames Laufen ist bestes Fettstoffwechseltraining. Dabei werden Sie mehr als nur ungeliebte Pölsterchen los. Beim Ausdauertraining mit niedriger Intensität steigen z. B. auch die Abwehrkräfte und die Werte des »guten« Cholesterins HDL, das die Fettablagerungen in den Arterien abbaut.

Die Energiequellen des Körpers

Die Energiegewinnung ist ein komplizierter Vorgang. Dabei stehen dem Körper unterschiedlich schnell nutzbare Energiequellen und Systeme zur Verfügung:

▶ Die energiereichen Phosphatverbindungen ATP und Kreatinphosphat stellen für die Zelle sofort verfügbare Energie bereit, allerdings nur für wenige Sekunden (beispielsweise für Muskelkontraktionen).

▶ Den größten Teil der Energie erhält die Zelle aus der aeroben Oxidation der Nährstoffe, also der Verbrennung mit Sauerstoff.

▶ Der Fettabbau (Lipolyse) erfolgt durch Aufspaltung der Nährstoffe in Glyzerin und Fettsäuren, die mit Sauerstoff zur Energiegewinnung oxidiert werden. Diese Art der Energiegewinnung nennt man aerob. Körpereigenes Karnitin fördert die Einschleusung der Fettsäuren in die Mitochondrien.

während die bei der ATP-Aufspaltung frei werdende Energie dazu dient, Arbeit – wie etwa bei der Muskelkontraktion – zu leisten.

Unterschiedliche Brennstoffsorten

Vergleicht man den Körper mit dem Motor eines Autos, kann man die Brennstoffversorgung relativ gut, wenn auch vereinfacht, darstellen.

Es ist einleuchtend, dass ein Formel-1-Flitzer Superbenzin mit hoher Oktanzahl braucht. Ganz anders ein mit Diesel betriebener Lkw. Ein Brummi ist zwar nicht so schnell, kann dafür aber sehr lange Strecken am Stück fahren.

Der Brennstoff Kohlenhydrate (Zucker, Stärke) ist vergleichbar mit Superbenzin; Fett könnten wir mit Diesel vergleichen. Anders als ein Automotor bezieht unser Körper seinen Kraftstoff aber aus zwei völlig verschiedenen Tanks.

▶ Die Kohlenhydrate liefern schnell abrufbare Energie. Dieser Supersprit ist zwar im so genannten Glykogendepot (in der Leber und in der Muskulatur) gespeichert, dort allerdings nur begrenzt vorrätig.

▶ Das Fettdepot dagegen ist ein riesiger Energiespeicher. Am Beispiel eines 70 Kilogramm schweren Menschen bedeutet dies, dass dort rund zwölf Kilogramm Fett gespeichert sind – weit über 100 000 Kilokalorien.

Wie Fett verbrennt

Wie bereits erwähnt, kann Fett nicht in den Knochen, im Gehirn oder in der Leber verbrennen. Fett verbrennt ein-

Körperfett – ein riesiger Energiespeicher. Er würde für über 25 Marathonläufe ausreichen.

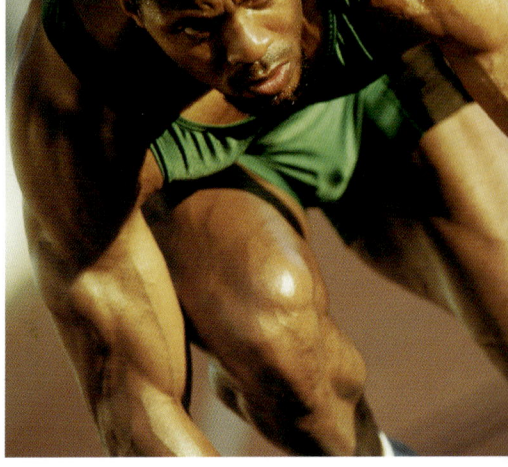

BILD LINKS: *Männer haben es relativ leicht, Muskelmasse aufzubauen. Daher war auch das Bodybuilding lange Zeit eine Männerdomäne.*

BILD RECHTS: *Bei Frauen ist der Anteil der Muskelmasse am Körpergewicht geringer als bei Männern. Zudem lagern sie leichter Fett ein – eine Vorsorge für Schwangerschaften.*

zig und allein im Muskel. Fett verbrennt außerdem ausgesprochen langsam und ist somit als Brennstoff fast unerschöpflich.

Wenn Sie Ihre Fettverbrennung so richtig anheizen wollen, müssen Sie vor allem wissen, dass Fett nur verbrennt, wenn die Belastungsintensität niedrig ist. Das Herz muss also genügend Blut zu den Muskeln pumpen können, das mit Sauerstoff angereichert ist. Eine ausreichende Sauerstoffversorgung ist gewissermaßen erst die Voraussetzung für eine optimale Fettverbrennung.

Der amerikanische Naturwissenschaftler und Autor Covert Bailey (»Fit or Fat«) vergleicht Kohlenhydrate mit dünnen Zweigen, die sehr schnell verbrennen – Fett dagegen mit dicken Holzscheiten. Die Zweige sind nötig, um den Scheit zu entzünden. Doch wenn dieser erst einmal brennt, kann er lange brennen und viel Energie liefern.

Locker laufen

Laufen Sie, ohne zu schnaufen, d. h. ohne sich völlig zu verausgaben. Laufen Sie also unbedingt im aeroben Bereich. Dann hat der Muskel genug Sauerstoff, um Fett zu verheizen. Äußeres Zeichen dafür, dass Sie sich nicht überanstrengen: Sie können sich während des Laufens noch gut unterhalten.

Ein paar Muskeln mehr sind gut

Da Fett nur in der Muskulatur verbrennt, kann es nicht schaden, zusätzlich Muskeln aufzubauen, wenn man Gewicht verlieren will. Je mehr Muskeln Sie haben, umso mehr Fett kann in der Muskulatur verbrannt werden.

Leider baut sich die Muskelmasse mit zunehmendem Alter ab. Dieser natürliche Prozess setzt spätestens ab Mitte 30 ein. Durch regelmäßiges Lauftraining können Sie dieser Begleiterscheinung des Älterwerdens ganz natürlich entgegenwirken. Je mehr Muskulatur Sie haben, umso geringer ist die Gefahr, Fett anzusetzen. Im Gegensatz zu unseren Fettpolstern verbrauchen Muskeln selbst in der Ruhephase erheblich mehr Energie. Pro Kilogramm Muskelmasse sind das täglich rund 100 Kilokalorien. Muskeln kann man also mit einem PS-starken Motor im Leerlauf vergleichen: Sie schlucken reichlich Treibstoff, auch wenn sie nicht auf vollen Touren laufen. Und auch deshalb kann die Devise nur lauten: Fitness statt Fasten.

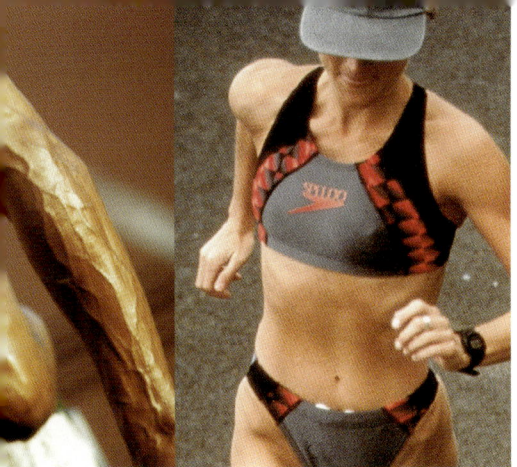

Muskelmasse bei Männern und Frauen

Männer haben es von Natur aus leichter. Bei ihnen macht die Muskulatur rund 40 Prozent des Körpergewichts aus. Bei Frauen sind es dagegen nur etwa 30 Prozent. Männer können auch ohne Training mehr essen als Frauen, ohne dabei dick zu werden.

Fest steht außerdem, dass Frauen größere Probleme haben, schlank zu werden und zu bleiben. Das hat teilweise auch mit den weiblichen Sexualhormonen zu tun. Östrogen bindet mehr Wasser im Unterhautfettgewebe. Positiv daran ist, dass die weibliche Haut praller und elastischer wirkt und länger jung bleibt.

So stärkt Laufen den Muskelapparat

Ein trainierter Körper produziert mehr Blut. Die Blutmenge nimmt durch regelmäßiges Lauftraining bis zu zwei Liter zu. Mehr Blut bedeutet, dass die Organe besser mit Sauerstoff versorgt werden. Darüber hinaus bildet ein trai-

nierter Körper auch mehr Kapillaren (kleine Blutgefäße), die den Muskeln schließlich das Blut zuführen. Dadurch verbessert sich die Durchblutung um bis zu 40 Prozent.

So wirkt sich mehr Sauerstoff auf die Muskelfasern aus

▶ Der Durchmesser der langsamen Muskelfasern, die für die Ausdauerleistung zuständig sind, nimmt zu.
▶ Die Speicherkapazität für Sauerstoff (Myoglobin) und Kohlenhydrate (Glykogen) steigt.
▶ Die Zahl der Zellkraftwerke (Mitochondrien) und der Enzyme, die für die Sauerstoffverwertung zuständig sind, vergrößert sich.

Was ist ein Enzym?

Ein Enzym ist nichts anderes als ein Protein in ungewöhnlicher Form. Man könnte die Wandelbarkeit eines Enzyms mit einem Stück Eisen vergleichen, aus dem sich unterschiedliche Sachen machen lassen. Man kann es z. B. einschmelzen und zu einem Schraubenschlüssel verarbeiten, der dann Spezielles leisten kann.

Genauso lassen sich Enzyme für spezielle Aufgaben verändern. Manche Enzyme sind sehr stabil. Die Muskelenzyme beispielsweise, die die Zuckerverbrennung unterstützen. Selbst wenn wir lange Zeit faul sind, bleiben dem Organismus diese Enzyme erhal-

Laufen stimuliert den Körper, mehr fettabbauende Enzyme zu produzieren.

ten. Anders die fettverbrennenden Enzyme. Die sind leider sehr zerbrechlich. Wenn wir länger nicht trainieren, wenn wir diese Enzyme also nicht beanspruchen, »rostet« die Produktion ein – die Enzyme werden dann einfach in Aminosäuren aufgespalten.

Alles läuft gut, wenn Sie etwa drei- oder viermal pro Woche trainieren.

Wie oft Sie laufen sollten

Unsere Muskeln haben kein Gedächtnis. Schon nach drei, vier Tagen »vergessen« sie einen Trainingsreiz wieder. Wenn Sie spürbare Fortschritte erzielen wollen, ist eine regelmäßige Beanspruchung nötig.

▸ Einmal pro Woche laufen ist besser als nichts.

▸ Zweimal pro Woche laufen dagegen stellt schon einen recht guten Trainingsreiz dar.

▸ Drei- bis viermal pro Woche laufen ist eine optimale Trainingsgrundlage.

Öfter sollten Einsteiger in den ersten Monaten noch nicht laufen. Die Muskulatur muss in dieser Phase nach

jeder Belastung jeweils einen ganzen Tag Zeit zur vollständigen Regeneration bekommen.

Wann Sie laufen sollten

Dass unsere Leistungsbereitschaft im Lauf eines Tages beträchtlich schwanken kann, spüren wir oft am eigenen Leib. Unser Biorhythmus ist von der Tageszeit abhängig. Logischerweise sollten Sie möglichst dann trainieren, wenn Ihr Körper gerade eine Hochphase hat.

▸ Morgens (zwischen 8 und 10 Uhr) erleben die meisten ihr erstes Hoch. Auch fürs Laufen ist das eine gute Zeit. Bringen Sie Ihren Kreislauf jedoch nicht abrupt von Null auf 100.

▸ Mittags sackt die Leistungskurve deutlich ab. Sie können natürlich laufen, um auf diese Weise durch den Tiefpunkt des Tages zu kommen. Aber dafür ist doppelte Anstrengung nötig.

▸ Zwischen 16 und 19 Uhr ist die ideale Zeit mit dem besten Trainingseffekt.

Enzyme
Zufuhr von außen?

Es ist leider nicht möglich, Enzyme von außen zuzuführen, um die Fettverbrennung zu steigern. Wenn es solche Enzyme gäbe, wären sie sicher ein Renner. Aber Enzyme sind einfach nur Proteine, nicht mehr. Sobald sie in den Magen gelangen, werden sie von Säuren attackiert und zerstört – sie sind jetzt wieder ganz normale Proteine. Der menschliche Körper kann die fettverbrennenden Enzyme allerdings selbst herstellen. Beispielsweise durch regelmäßiges Laufen.

Ihr Körper bekommt zusätzlich Gelegenheit, die Stresshormone des Arbeitsalltags abzubauen.

Der Körper kann sich übrigens leichter auf die zusätzliche Beanspruchung einstellen, wenn Sie möglichst regelmäßig, also immer zur gleichen Tageszeit trainieren.

Wie schnell Sie laufen sollten

Anfangs zählen nicht die Kilometer, nur die Minuten. Laufen Sie so langsam es geht – auch wenn Ihnen das komisch vorkommt. Hauptsache, Sie laufen. Laufen Sie locker und leicht, laufen Sie – so gut das geht – im Schongang. Das Tempo ist richtig, wenn Sie sich noch unterhalten können, ohne dabei nach Luft ringen zu müssen.

Der Puls darf dabei nicht rasen. Wer schnauft, hechelt und keucht, kann sicher sein, dass er zu schnell läuft. Wer sprichwörtlich aus dem letzten Loch pfeift, erzeugt im Körper eine unwillkommene Sauerstoffnot.

Die Muskelübersäuerung

Wenn dem Körper der Sauerstoff ausgeht, schalten die Muskeln automatisch von Fettverbrennung auf Kohlenhydratverbrennung um, und das wollen Sie ja nicht. Sie wollen Fett verbrennen. Kohlenhydrate sollten lieber für die Gewinnung von Denkenergie reserviert sein, damit Sie sich besser konzentrieren können.

Wenn die Muskeln in Sauerstoffnot, also im anaeroben Bereich, Kohlenhydrate verbrennen, entsteht Milchsäure, die ins Blut geschwemmt wird. Wenn die Milchsäure (Laktat) im Blut über die kritische Schwelle von vier Millimol pro Liter steigt, wird auch der Läufer sauer – denn der erhoffte Trainingseffekt stellt sich nicht ein. Aus der Fettverbrennung wird nichts, weil der Körper jetzt nur noch Zucker verheizt.

Der kritische Milchsäurespiegel

Mit einer kleinen Dosis Milchsäure wird der Körper fertig, die baut er wieder ab. Kritisch kann es werden, wenn »verbissene, leistungsorientierte, erfolgssüchtige Läufer nach dem Stress im Job den Stress im Laufschuh suchen« und »Kilometer fressend, mit Laktat über 4« viel zu schnell ihr Pensum abreißen. Der Internist und Orthomolekularmediziner Dr. Ulrich Strunz hat hochgerechnet, dass jedes Jahr 120 solcher Übermaßlauter für immer aus den Latschen kippen.

Das lebensgefährliche Szenario beschreibt Strunz so: »Bei Laktat über 4 zerstören Sie Ihren Körper, zerstören Muskelzellen so, dass Enzyme aus der Muskelzelle ins Blut gelangen, dass

Müdemacher

Wenn Sie zu schnell laufen, erzeugen Sie in Ihrem Körper eine Sauerstoffschuld – und darauf reagiert die Muskulatur im wahrsten Sinne des Wortes sauer. Für die Fettverbrennung steht nicht genug Sauerstoff zur Verfügung, die Kohlenhydratdepots werden angezapft. Dabei entsteht Milchsäure.

Troponin, ein Enzym der Herzmuskelzelle, im Blut schwimmt und dass Transaminasen, Leberenzyme, im Blut zu finden sind. Sie zerstören Ihr Immunsystem und unterdrücken die Killerzellen.«

So finden Sie das optimale Lauftempo

Ein entscheidender Punkt beim Laufen ist immer das persönliche Wohlgefühl. Laufen soll Spaß machen – und macht ja auch Spaß. Vielleicht nicht gleich am Anfang, aber nach wenigen Monaten bestimmt. Es ist ein wunderbares Gefühl, wenn es sich wirklich leicht läuft, wenn Laufen leicht fällt. Wenn Laufen etwas Spielerisches, etwas völlig Zweckfreies geworden ist. Wenn Sie eine Fähigkeit (wieder)entdecken, die lange verloren schien: die ursprüngliche Freude und körperliche Leichtigkeit – die schiere Lust an der Bewegung. Im Lauf der Zeit werden Sie erleben, dass Laufen nicht nur gut tut und gut ist, sondern richtig Lust macht. Lust am Laufen.

Jeder, der läuft, kann das bestätigen: Laufen sorgt für neue Spannkraft und Energie, vertreibt die Mattigkeit, gerade wenn man vom Arbeitstag abgespannt ist, sich eigentlich kaputt fühlt. Man läuft in seinem Wohlfühltempo, man duscht, man lässt sich vielleicht noch eine halbe Stunde zurückfallen – und danach fühlt man sich frisch und fit für große Taten.

Es kommt jedoch vor allem darauf an, dass Sie Ihr eigenes Tempo laufen. Es gibt dieses subjektive Gefühl für das richtige Tempo. Es zu finden, ist eine Sache der Erfahrung. Zunächst kommt es darauf an, das für Sie objektiv richtige Tempo zu finden.

Langsam anfangen

Die meisten laufen zu schnell. Laufen Sie langsam – man kann diese Empfehlung gar nicht oft genug aussprechen. Ihr Puls sagt Ihnen, wie schnell Sie laufen sollten – und die Herzfrequenz ist eine objektive Messgröße.

Die richtige Herzfrequenz

Das Herz ist im wahrsten Sinne des Wortes das Herzstück unseres Körpers. Es ist der Schlüssel zu Gesundheit und Fitness und gleichzeitig eine Art Barometer für den Zustand des ganzen Körpers. Es sammelt Informationen über die Gefühlslage (Bin ich aufgeregt? Freue oder ärgere ich mich gerade?) und die Physis (Wie intensiv strenge ich mich an? Wie stark beanspruche ich den Körper?). Diese Daten fließen in ein einziges Signal: den Pulsschlag. Der Pulsschlag ist gewissermaßen die Druckwelle, die sich in

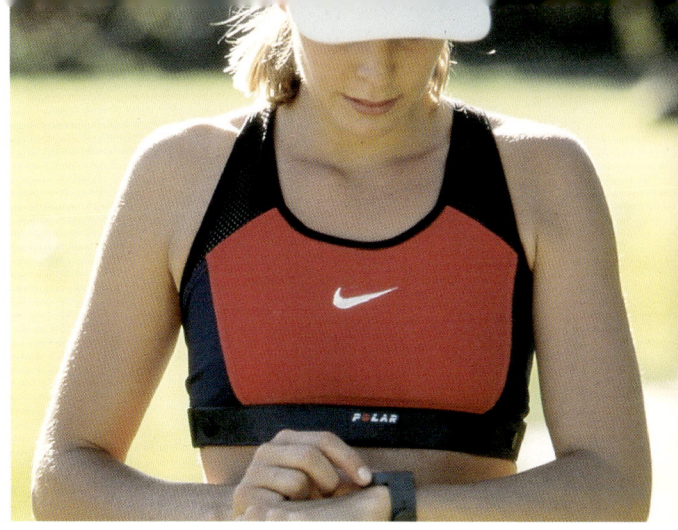

Kein technischer Schnickschnack: Der Herzfrequenzmesser gehört zum ernsthaften Lauftraining einfach dazu.

den Blutgefäßen ausbreitet, nachdem sich das Herz zusammengezogen hat. Der Puls ist für jeden Läufer ausgesprochen aussagekräftig. Er zeigt die Intensität der Belastung an. Überfordere ich mich? Unterfordere ich mich? Laufe ich in einem Bereich, der günstig für die Fettverbrennung ist? Mache ich Trainingsfortschritte?

Sie sollten vor allem drei Formen des Pulses kennen: den Ruhepuls, den Maximalpuls (also die maximale Herzfrequenz) und den Belastungspuls. Sie geben objektive und aufschlussreiche Informationen.

Der Ruhepuls

Sie können den Ruhepuls ganz leicht ertasten: und zwar am Hals oder am Handgelenk, mit dem Zeige- oder Mittelfinger. Messen Sie Ihren Ruhepuls am besten morgens vor dem Aufstehen. Zählen Sie 15 Sekunden lang die Pulsschläge, multiplizieren Sie die Zahl mit vier – das ist Ihr Ruhepuls.

Ein niedriger Ruhepuls ist gesund

Ein Pulswert von rund 70 Schlägen pro Minute ist normal. Bei 70 Schlägen pro Minute schlägt das Herz etwa 4 200-mal pro Stunde und über 100 000-mal am Tag. Es schlägt also fast 40-millionenmal im Jahr – wenn Sie sportlich inaktiv sind. In 70 Lebensjahren muss das Herz etwa drei Milliarden Pumpvorgänge leisten.

Durch regelmäßiges Lauftraining verringert sich der Ruhepuls auf etwa 50 Schläge pro Minute. Das bedeutet, dass das Herz rund 30 000 Schläge am Tag spart. Das sind Jahr für Jahr zehn Millionen Pulsschläge weniger.

Ein ausdauertrainiertes Sportlerherz kann mit einem starken Motor mit großem Hubraum verglichen werden. Das Herz eines Untrainierten ist dagegen ein schwacher Motor mit kleinem Hubraum. Der schwächere Motor kann die gleiche PS-Zahl nur bringen, wenn er seine Drehzahl erheblich erhöht. Das bedeutet einen größeren Verschleiß und damit eine vermutlich kürzere Lebensdauer.

Der Maximalpuls

Je mehr wir uns anstrengen, desto mehr Sauerstoff brauchen die Muskeln, um die nötige Energie zu erzeu-

Wenn Sie regelmäßig laufen, muss Ihr Herz Tag für Tag rund 30 000-mal weniger schlagen.

gen. Also muss das Herz mehr Blut pumpen – es schlägt schneller. Der Puls steigt.

So berechnen Sie die maximale Herzfrequenz

Der Maximalpuls (oder auch die maximale Herzfrequenz) ist erreicht, wenn Sie sich bis zur Belastungsgrenze anstrengen und Ihnen sprichwörtlich das Herz bis zum Hals schlägt. Diese Art der Belastung sollte allerdings nur kurzfristig sein.

Ruhe, Belastung, Überlastung: Das diffizile Gleichgewicht kann nur gehalten werden, wenn der Trainingspuls bekannt ist.

Faustregel für die maximale Herzfrequenz: 220 minus Lebensalter. Bei Frauen: 226 minus Lebensalter.

Die Faustformel zur Berechnung des Maximalpulses lautet 220 minus Lebensalter. Gesunde Sportler können ihren individuellen Maximalpuls noch genauer ermitteln, wenn sie am Ende einer vollen Belastung, beispielsweise nach einem Berglauf oder einem harten 1000-Meter-Lauf ihren Puls messen.

Der Belastungspuls

Der Belastungspuls ist der wichtigste Wert für Sie. Wenn Sie effektiv, also mit der richtigen Intensität trainieren wollen, müssen Sie Ihren idealen Trainingspuls kennen. Nur wenn Sie mit dem richtigen Belastungspuls laufen, stellen sich die erwünschten Trainings-

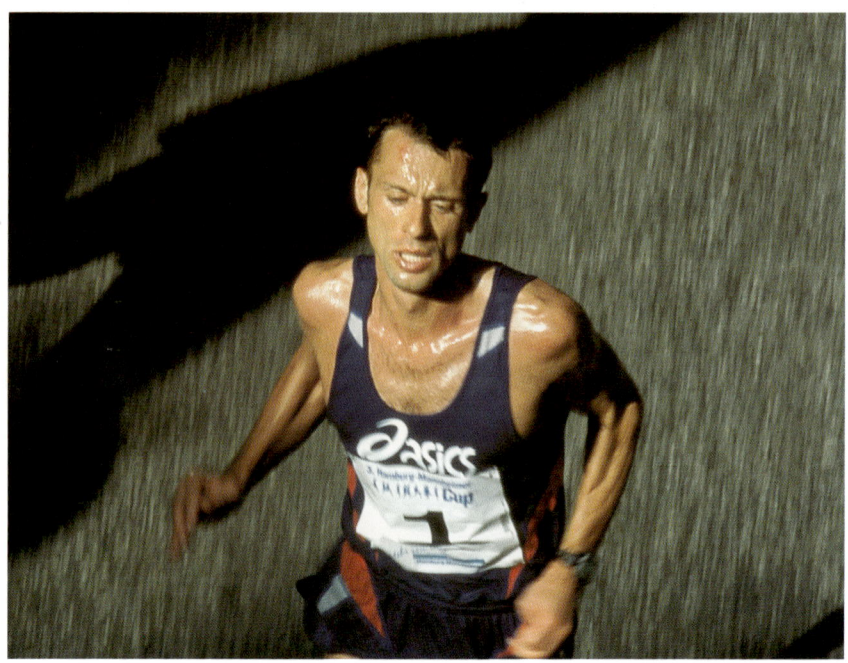

effekte ein. Der für Sie optimale Belastungspuls ist erreicht, wenn Sie feststellen können, dass der Puls spürbar erhöht ist, aber nicht rast. Trotz der Anstrengung beim Laufen sollten Sie sich weiterhin unterhalten können. Das sind natürlich ziemlich grobe Anhaltspunkte.

So ermitteln Sie Ihren genauen Belastungspuls

Im Normalfall können Sie sich nach der folgenden Faustregel richten:

▸ Für Männer: 220 minus Lebensalter ergibt den Maximalpuls.

▸ Für Frauen: 226 minus Lebensalter ergibt den Maximalpuls.

Sie sollten mindestens 65 Prozent dieses Wertes erreichen, damit das Training etwas bringt, sollten aber 85 Prozent nicht übersteigen, damit Sie sich nicht überlasten.

Für all diejenigen, die es genau wissen wollen, hat der Sportwissenschaftler Lagerstrom eine komplizierte, aber sehr präzise Formel entwickelt. Dabei spielen das Lebensalter und der Ruhepuls, aber auch der individuelle Trainingszustand eine Rolle. Den Ruhepuls messen Sie am besten morgens noch im Liegen eine Minute lang.

▸ Für Untrainierte: Ruhepuls + (220 – 3/4 Alter – Ruhepuls) x Faktor 0,6

▸ Für mäßig Trainierte: Ruhepuls + (220 – 3/4 Alter – Ruhepuls) x Faktor 0,65

▸ Für Ausdauertrainierte: Ruhepuls + (220 – 3/4 Alter – Ruhepuls) x Faktor 0,7

▸ Für Leistungssportler: Ruhepuls + (220 – 3/4 Alter – Ruhepuls) x Faktor 0,75

Um den optimalen Fettverbrennungspuls zu ermitteln, müssen Sie die errechneten Werte noch einmal jeweils um fünf bis zehn Pulsschläge pro Minute reduzieren.

Mit Pulsuhr tut man sich leichter

Die Zeiten sind vorbei, als man mitten beim Laufen kurz stehen bleiben musste, die Hand aufs Herz legen oder den Puls am Handgelenk ertasten und für 10 bis 15 Sekunden konzentriert die Pulsschläge zählen musste, um diesen Wert dann mit sechs oder vier zu multiplizieren. Dieser Minutenwert war immer ungenau, denn während man zählte, beruhigte sich der Puls ja bereits.

Genauer und bequemer funktioniert die Pulsermittlung mit den modernen Herzfrequenzcomputern am Handgelenk. Für alle, die immer im optimalen, also fettverbrennenden Bereich trainieren wollen, ist die Anschaffung einer Pulsuhr (ab 100 DM) sehr sinnvoll. So können sie stets auf

Das Optimum

Es bringt nicht viel, wenn Sie einfach drauflos trainieren. Wer erfolgreich sein möchte, also im Fettstoffwechsel trainieren will, muss sein Ausdauertraining den sportwissenschaftlichen Erkenntnissen anpassen. Das heißt im Klartext: Sie müssen sich im Bereich der für Sie optimalen Pulswerte bewegen.

dem Laufenden sein, ob Sie im idealen Trainingsbereich unterwegs sind – wenn nicht, piept's. Die Pulsuhr ist gewissermaßen eine Art Drehzahlmesser für den Körper.

So funktioniert's

Die Uhren sind sehr einfach zu bedienen. Sie befestigen einen Sendegurt in Höhe des Herzes und können Ihre Herzfrequenz dank elektronischer Übermittlung auf einer Art Armbanduhr ablesen. Was vor wenigen Jahren noch das Geheimnis ausgefuchster Trainer war, ist heute also jedem Läufer zugänglich. Die drahtlosen Uhren messen die Herzfrequenz EKG-genau; der individuelle körperliche Zustand kann jederzeit kontrolliert und ausgewertet werden.

Topmodelle haben zusätzliche Funktionen wie programmierbare Timer, unterschiedliche Speicherintervalle oder eine Stoppuhr. Sie können mit einer speziellen Software die Daten direkt in den Computer einlesen, auswerten, grafisch darstellen, archivieren und vergleichen.

Trainingseffekte

Sie werden es erleben: Der Körper passt sich den Belastungen an, denen er ausgesetzt wird. Je besser Sie trainiert sind, desto niedriger wird Ihr morgendlicher Ruhepuls im Lauf der Wochen und Monate werden. Ein

Moderne Pulsuhren sind verlässliche Trainingspartner. Sie überwachen den persönlichen Herzfrequenzbereich, mit dem Sie optimal Fett verbrennen, und zeigen auf Knopfdruck an, wie viele Kilokalorien verbrannt wurden.

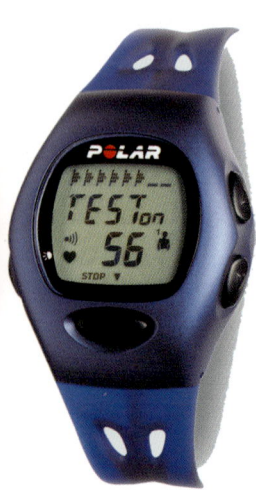

plötzlich erhöhter Wert kann ein Zeichen für zu wenig Schlaf oder zu viel Alkohol am Abend vorher sein, er kann bedeuten, dass Sie sich überlastet oder übertrainiert haben oder dass eine Erkrankung im Anmarsch ist.

Ihre Trainingsfortschritte lassen sich besonders gut erkennen, wenn Sie in regelmäßigen Abständen Ihre Herzfrequenz bei ähnlicher Belastung und danach die Erholungswerte in Minutenabständen messen: Die Pulswerte werden sinken.

Dann können Sie die Intensität des Trainings, also das Tempo, leicht erhöhen und trotzdem weiterhin im Bereich Ihrer optimalen Herzfrequenz laufen.

Laufen lässt die Pfunde purzeln

Der Anteil der Fettverbrennung ist bei langsamem Lauftempo und ruhigem, bzw. lockerem Dauerlauf am höchsten. Die optimale Fettverbrennungszone liegt bei 60 bis 70 Prozent der maximalen Herzfrequenz. Das ist eine Laufgeschwindigkeit, die schon sehr intensiv ist, aber sie kann ziemlich lange aufrechterhalten werden.

Je höher Ihr Lauftempo (zügiger Dauerlauf oder gar Tempodauerlauf), umso mehr werden Kohlenhydrate verbrannt (siehe Tabelle Seite 44). Nennenswert nehmen Sie aber nur ab, wenn Sie in den Fettstoffwechsel kommen, also langsam, aber länger laufen.

Die fünf Trainingszonen

Wie lange Sie welches Tempo laufen können

Wie schnell, wie lange und mit welchem Puls gelaufen werden sollte, hängt entscheidend vom Trainingsziel ab. Wer abnehmen möchte, sollte auf keinen Fall in der anaeroben Zone trainieren.

	Maximale Herzfrequenz	Trainingsdauer in Minuten	Maximales Tempo
Gesundheitszone	50 – 60 %	60 Minuten und mehr	Gehen, Marschieren
Fettverbrennungszone	60 – 70 %	30 Minuten und mehr	Langsamer Dauerlauf, Marathontempo
Aerobe Zone	70 – 80 %	8 – 30 Minuten	10-Kilometer-Tempo
Anaerobe Zone	80 – 90 %	5 – 8 Minuten	3000-Meter-Tempo
Warnzone	90 – 100 %	1 – 5 Minuten	800-Meter-Tempo

Dafür gibt es eine ganz einfache Formel: Ihr Kalorienverbrauch pro Kilometer ist zahlenmäßig so groß wie Ihr Körpergewicht. Wenn Sie also beispielsweise 70 Kilogramm wiegen, werden bei einem 10-Kilometer-Lauf rund 700 Kilokalorien verbrannt.

So können Sie die Fettverbrennung ankurbeln

▶ Bauen Sie zwei- oder dreimal kurze, aber intensive Tempospitzen ein.
▶ Erhöhen Sie Ihr Trainingspensum. Wenn Sie über eine längere Lauferfahrung verfügen und Ihr Trainingszustand gut ist, können Sie ruhig bis zu zwei Stunden am Stück trainieren. Bei einem solchen Pensum werden die Fettspeicher fast geleert.

Was ist was?

Die Einteilung in verschiedene Dauerlaufarten richtet sich nach dem beim Laufen erreichten Pulswert:
▶ Beim langsamen Dauerlauf bleibt der Puls unter 70 Prozent des Maximalpulses.
▶ Beim ruhigen Dauerlauf beträgt der Puls 75 Prozent des Maximalpulses.
▶ Beim lockeren Dauerlauf werden Pulswerte zwischen 75 und 80 Prozent des Maximalpulses erreicht.
▶ Beim zügigen Dauerlauf steigt der Puls auf etwa 80 bis 85 Prozent des Maximalpulses.
▶ Beim Tempodauerlauf schließlich beträgt der Puls 85 bis 95 Prozent des Maximalpulses.

Sie verbrennen optimal Fett, wenn Sie in einem Bereich von 60 bis 70 Prozent der maximalen Herzfrequenz trainieren.

Laufen ist gesund

Bauen Sie kurze, aber intensive Tempospitzen in das Training ein – das erhöht die Fettverbrennung.

Laufen ist eine Art Allzwecktherapie. Der prominente Sportmediziner Dr. Hans-Wilhelm Müller-Wohlfahrt, der u. a. auch den FC Bayern München und die Fußballnationalmannschaft betreut, empfiehlt nicht nur seinen Patienten das Laufen – er selbst läuft auch. Falls nötig nachts, wenn er tagsüber nicht dazu kommt. »Wenn ich jogge, schalte ich geistig total ab. Es kommt mir so vor, als zögen Teile von Gesprächen an mir vorbei, Gesichter, manchmal Musik. Danach fühle ich mich wie ein neuer Mensch.«

Die positiven Effekte

Laufen hat viele positive Auswirkungen auf die Gesundheit:

- Das Herzvolumen nimmt zu.
- Der Ruhepuls sinkt.
- Der Blutdruck sinkt.
- Das Herz arbeitet ökonomischer.
- Die Regeneration erfolgt rascher.
- Die Zahl der roten Blutkörperchen, die für den Sauerstofftransport verantwortlich sind, nimmt zu.
- Die Durchblutung verbessert sich.
- Die Elastizität der Gefäße nimmt zu.
- Die Fähigkeit der Immunzellen, Eindringlinge zu bekämpfen, steigt.
- Die Anzahl der fettverbrennenden Enzyme wächst.

Laufen baut Stress in Körper und Geist ab. Beim Laufen wird das Kreativitätshormon ACTH ausgeschüttet. Diese Substanz kann Fettablagerungen zwischen den Gehirnzellen auflösen.

Laufen verbessert die Denkfähigkeit

Wenn der Körper belastet wird, nimmt die Blutzufuhr – und mithin auch die Sauerstoffzufuhr – im Gehirn um bis zu 25 Prozent zu. Das ist wissenschaftlich erwiesen.

Vor allem Läufer wissen, wie positiv sich das auswirkt. Sie sind wacher und aufnahmefähiger. Sie haben einen klareren Kopf. Teilweise liegt das sicher auch am rhythmischen Gleichmaß der Bewegungen und am Ungestörtsein. Fest steht jedoch, dass es sich während eines Trainingslaufs besser denken lässt.

Laufen verbessert noch im Alter das Gedächtnis, das Lernvermögen und die Kreativität, weil bei moderatem Laufen neben der besseren Sauerstoffversorgung auch der Anteil des Stimmungshormons Serotonin im Gehirn steigt.

Laufen stabilisiert das Immunsystem

Wenn der Stoffwechsel intakt ist, weiß sich der Körper besser zu wehren und ist weniger anfällig für Infektionskrankheiten. Laufen ist ein idealer Schutz gegen jegliche Art von Erkältungen. Sie müssen allerdings die richtige Dosis finden. Mäßiges und ruhiges Ausdauertraining stimuliert nachweislich die Immunabwehr. Zu viel Training kann die Abwehrkräfte allerdings auch schwächen. Wissenschaftliche Untersuchungen zeigen, dass ab 95 Trainingskilometern pro Woche die Anfälligkeit für Erkältungen z. B. auffällig steigt.

Laufen ist gut für das seelische Gleichgewicht

Professor Dr. Alexander Weber (Universität / Gesamthochschule Paderborn) erforschte wissenschaftlich, warum Menschen laufen. Er ließ Volksläufer einen umfangreichen Fragebogen ausfüllen. Das Ergebnis: »Seelisches Gleichgewicht« wurde als wichtigstes Motiv angegeben.

»Wenn nichts mehr läuft, dann lauf! Laufen bedeutet, sich von einer konfliktträchtigen Situation oder von der Arbeit, in der man festsitzt, zu entfernen und Abstand zu gewinnen. Meistens kehren wir von einem solchen Lauf schon gelöster, eben anders zurück. Durch die körperliche Bewegung wird auch die geistige angeregt. Damit eröffnet sich die Möglichkeit, Situationen, Menschen und Probleme aus einer neuen Perspektive zu sehen. Wenn nichts mehr läuft, dann lauf!«

Laufen steigert die Lebensfreude und das Selbstwertgefühl. Angst- und Depressionszustände klingen ab. Läufer(innen) bekennen, dass sie sich hinterher froh, ausgeglichen und entspannt fühlen – also einfach unglaublich wohl!

Laufen verbessert den Schlaf

Wenn man täglich bis zu zehn Stunden konzentriert am Schreibtisch oder vor dem Computer verbringt, verspannen Körper und Seele leicht. Durch regelmäßiges Laufen lassen sich solche Verspannungen lösen.

Beim Laufen findet eine körperliche Regulation über den Stoffwechsel statt: Die Durchblutung wird verbessert, und der Körper wird besser mit Sauerstoff versorgt. Im Büroalltag werden Gehirn und Nerven nur sehr einseitig gefordert. Sportliche Betätigung nach der Arbeit sorgt dann für Balance. Durch Laufen werden Stresshormone abgebaut. Sie werden ruhiger. Der Körper zeigt nach der Anstrengung eine ganz natürliche Reaktion: Er will sich erholen. Eine gesunde Müdigkeit stellt sich ein.

Allerdings beginnt diese wohltuende Wirkung erst nach gut zwei Monaten, wenn Sie dreimal pro Woche etwa

Die Vorteile

»Laufen kann ein Segen sein. Es regt den Stoffwechsel an und fördert die Durchblutung aller Hirnareale. Laufen verringert die Herzfrequenz, schont also den Herzmuskel, und senkt den Blutdruck. Es massiert die Bandscheiben und verbessert das Muskel-Sehnen-Spiel.« Dr. Hans-Wilhelm Müller-Wohlfahrt

20 bis 30 Minuten laufen. Nach fünf Monaten ist der Erfolg dann richtig spürbar. Die optimale Zeit für das Training ist bis ca. 19 Uhr.

Ist Laufen gefährlich?

Jedes Jahr werden in Deutschland rund 1,3 Millionen Sportunfälle gemeldet. Tabellenführer der Unfallstatistik ist Fußball mit 32 Prozent. Jeder zehnte Unfall geht auf das Konto des Skisports. Auffällig viele Sportunfälle kommen auch beim Handball vor – dort sind es etwa sieben Prozent. Bei den Sportarten Volleyball und Tennis verletzen sich rund 60 000 Menschen pro Jahr.

Beim Laufen dagegen verletzen sich deutlich weniger Sportler (etwa 40 000), obwohl es bereits über fünf Millionen Jogger gibt. Laufen gehört also auf jeden Fall zu den risikoarmen Sportarten.

Suchtgefahr Laufen

Ebenso wie beispielsweise die Arbeit abhängig machen kann (Workoholics), kann man auch zum Laufsüchtigen werden. Diese Ansicht vertritt zumindest Professor Alexander Weber. Mit dem Begriff »Sucht« verbindet man zunächst etwas Negatives: Konsumsucht, Nikotinsucht, Fresssucht, Fernsehsucht, Alkoholsucht oder gar Drogensucht.

Im Gegensatz dazu ist Laufsucht sehr selten und fällt nicht in diese negative Kategorie. Schließlich schädigt man keinen anderen. Und sich selbst auch nicht. Nur ganz wenige Men-

Wie viele Kalorien …
… werden bei welchem Tempo verbrannt?

Die Tabelle zeigt, wie viele Kilokalorien in 10 Minuten bei welchem Tempo und welchem Körpergewicht verbraucht werden. Je schneller Sie laufen, umso mehr Kalorien verbrennen Sie auch. Aber Achtung: Im anaeroben Bereich wird kein Fett mehr verbrannt, sondern ausschließlich der Kohlenhydratspeicher geleert.

MINUTEN PRO KILOMETER	7:30	6:15	5:30	5:00	4:20	4:00	3:45	3:15
59,0 kg	78	96	108	122	137	148	156	176
63,5 kg	85	106	117	133	149	160	170	191
68,0 kg	90	113	124	141	158	170	180	203
72,5 kg	97	121	133	152	170	183	194	218
77,0 kg	102	128	141	160	179	192	204	230
81,5 kg	109	136	150	170	191	205	218	245
86,0 kg	115	143	157	178	200	216	230	257
90,5 kg	121	151	166	189	212	228	242	272

KÖRPERGEWICHT

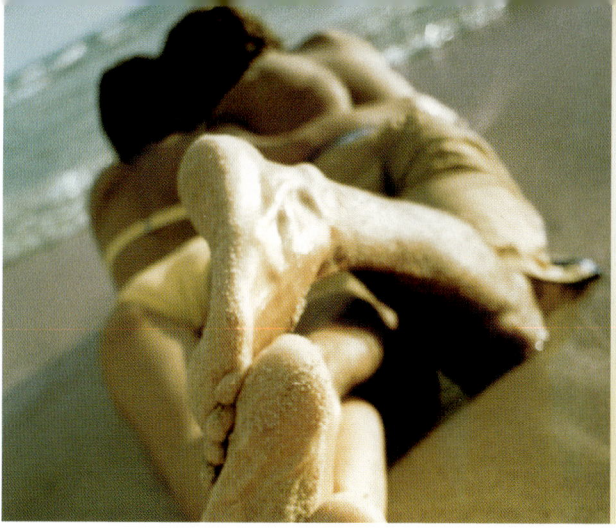
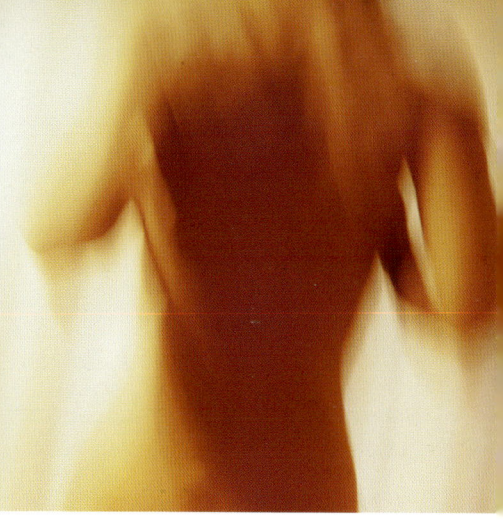

Die meisten Läuferinnen und Läufer bestätigen, dass sich durch regelmäßiges Laufen auch ein größerer sexueller Appetit einstellt. Und wer regelmäßig läuft, darf schließlich essen, was er will!

Ein besseres Körpergefühl stellt sich beim Laufen nicht nur dadurch ein, dass man mehr Fett verbrennt und schlanker wird. Man ist auch rundum entspannter.

schen werden krank, gelegentlich süchtig, weil sie zu viel laufen. Sehr viele Menschen dagegen werden krank, weil sie nicht laufen, weil Herz und Kreislauf wegen mangelnder Bewegung irgendwann Probleme machen.

Eine Läuferin schwärmte: »Glauben Sie mir, körperliche Aktivität und ein gesunder Lebensstil können noch süchtiger machen als Schokolade, aber auf lange Sicht gesehen sind sie doppelt so süß.«

Laufen steigert den sexuellen Appetit

Einen Effekt des Laufens nennt Professor Weber von der Universität Paderborn »Vitalisierung«. Damit ist ein ausgeprägtes Lustgefühl gemeint. In vielen Protokollen der befragten Läufer fand sich der Hinweis auf eine »verstärkte Libido«.

In wissenschaftlichen Studien konnte bewiesen werden, dass ein enger Zusammenhang zwischen Freizeitsport und sexuellem Verlangen besteht. Die Teilnehmer eines Laufprogramms hatten zwölfmal pro Monat Lust auf Sex. Vor Trainingsbeginn waren es im Schnitt nur siebenmal. Die Gründe:

▶ Erhöhte Stoffwechselfähigkeit
▶ Bessere Regeneration
▶ Mehr Ausdauer
▶ Mehr Selbstsicherheit
▶ Besseres Körpergefühl
▶ Knackigere Formen

Mehr Lust auf Sex – das gilt allerdings nur für »normale Läufer«. Bei »Intensivläufern«, also jenen Freaks, die wöchentlich 100 Kilometer und mehr abspulen, kann das umkippen. Da läuft dann nicht mehr viel.

Laufen macht Spaß und macht Lust auf die Lust.

»Ich war wie ein Buddha aus Hefe ...«

▶ *Warum haben Sie mit dem Laufen angefangen?*
Weil ich abnehmen wollte. Ich wollte die Kerze von zwei Enden anzünden: Kalorienzufuhr reduzieren, weniger und anders essen und zweitens die Energienachfrage nach oben treiben – also Sport. Da schien mir Laufen die technisch einfachste Sportart.

▶ *Sie steckten damals in einer ziemlichen Lebenskrise. Wann kam Ihr Entschluss?*
Das war in der Sekunde, als ich wusste, dass meine Frau mich verlässt. Ich wusste: Jetzt muss ich alles anders machen.

▶ *Hat Sie auch das Herzinfarktrisiko bewegt?*
Sicher, ich hatte richtig Schiss. Ein Freund hatte sechs Bypässe bekommen, auch ich hatte Herzstiche, wobei aber keine akute Gefährdung vorlag. Allerdings: 109 Kilo bei meiner Größe (1,81 Meter) – das ist nicht mehr feierlich.

▶ *Wie mühsam war der Weg?*
Ich hab mir Turnschuhe gekauft und hab mich ums Bundeshaus geschleppt.

Nach vier Monaten schaffte ich vier Kilometer.

▶ *Hatten Sie Berater?*
Nichts. Ich hatte von Tuten und Blasen keine Ahnung. Ich bin immer Eigenbrötler, ich höre nur auf mich und meinen Körper.

▶ *Was sagte Ihr Körper?*
Der Körper hatte Sehnsucht nach anderer Nahrung und nach einem anderen Lebensstil. Wenn du bei altem Lebensstil abnehmen willst, ist das das Härteste, was es gibt – ein nicht abreißendes Martyrium.
Wenn du wirklich abnehmen willst, musst du dein Leben ändern. Du musst dem Sport eine ganz andere Bedeutung beimessen.

▶ *Warum diese Rosskur, mit der Sie Ihr Leben umgestellt haben?*
Ich bin kein Meister der Grautöne. Wenn die Richtung gewechselt wurde, geht's mit Volldampf weiter – eben in die andere Richtung. Ich habe mein Suchtverhalten körperkompatibel verändert. Vorher die zügellose Fresserei und Saufen, heute Laufen und Körperbewusstsein.

▶ *Wann machte Ihnen Laufen erstmals Spaß?*
Als die Feel-Good-Phase einsetzte. Plötzlich entdeckst du: Huch, du kannst das Betäubungsmittelgesetz durch eine körpereigene Drogenausschüttung umgehen. Das war eine ganze Zeit lang ganz schön aufregend.

▶ *Haben Sie regelmäßig Bekanntschaft mit der Wohlfühldroge Endorphine gemacht?*
Oh, doch. Immer ab Kilometer acht. Da trat dann auch dieser Tunneleffekt auf, du läufst rein, siehst und hörst nichts mehr. Heute ist für mich das Schönste, wenn ich mich im Lauf in die Meditation bewege.

▶ *Seit wann begleiten Sie diese beflügelnden Gefühle?*
Das hat bestimmt ein halbes Jahr gedauert. Am Anfang war nur heftiges Keuchen. Ich hab auch den Anfängerfehler gemacht, zu schnell zu laufen, manchmal regelrecht Rennen gegen imaginäre Gegner. Aber allmählich nimmt die Fitness zu und das Körpergewicht ab.

Joschka Fischer, 52, Bundesaußenminister: »Ich war wie ein Buddha aus Hefe ...«

▸ *Ein Bauch war mal Zeichen für Lebenslust – sind die Zeiten endgültig vorbei?*
Man muss wissen, Körperfülle konnten sich früher nur die Reichen leisten. Der arme Mann war auch nicht fit. Die Fitnesswelle ist Ausdruck eines privilegierten, aristokratischen Lebensstils, Signum der reichen, westlichen Gesellschaft. Wir müssen nicht mehr ums nackte Überleben kämpfen. Und daraus erwachsen Probleme. Heute sind Übergewicht und Bewegungsarmut zwei der ganz großen gesellschaftlichen Probleme.

▸ *Was muss passieren?*
Bewegungsarmut ist ein Zivilisationsproblem. Wir sind durch die Evolution noch mit dem Apparat steinzeitlicher Jäger ausgestattet, wir befinden uns im Zustand permanenter Unterforderung, falscher Belastung und Karrierestress. Ab einem bestimmten Lebensalter, ab Mitte 30, beginnen die Probleme.

▸ *Wo sehen Sie den Ansatz zur Veränderung?*
Unsere Programmdiskette muss geändert werden. Der Fehler der meisten Menschen, die abnehmen wollen: Sie setzen bei den Folgen an, sie sagen: Ich möchte dünner werden. Sie müssten aber bei der Ursache ansetzen: Ich lebe falsch.

▸ *Was erleben Sie heute beim Laufen?*
Ich gehe meinen Gedanken und Gefühlen nach. Ich liebe die Kommunikation zwischen Körper und Umgebungsnatur, wenn z. B. der steife, kalte Gegenwind und die innere Hitze aufeinanderprallen. Es gibt furchtbare Tage beim Laufen, jeder Schritt quält.
Und dann gibt es wieder Phasen, besonders während langer Läufe, da bist du richtig schön weg. Ich kann beim Laufen sehr gut denken, im Kopf schreiben, Reden schreiben.

▸ *Wie hat sich Ihr Lebensgefühl noch verändert?*
Ich trinke keinen Alkohol mehr. Das heißt aber nicht, dass ich mich früher jeden Abend zugesoffen hätte. Und gravierend ist natürlich der 35-Kilo-Gewichtsunterschied. Sie müssen mal 35 Kilo Eisen in die Hand nehmen. Was der Körper da an zusätzlicher Last mitzuschleppen hatte!

▸ *Fühlen Sie sich jetzt noch belastbarer?*
Belastbar war ich immer, aber der Preis war hoch. Ich hatte mir einen Panzer angefressen, war wie ein Buddha aus Hefe und wurde immer breiter. Heute bin ich sicher belastbarer – aber auch schneller unglücklich.

▸ *Wieso?*
Weil mir vieles viel schneller auf den Keks geht.

▸ *Sie sind im wahren Sinne dünnhäutiger geworden?*
Ja, mein Panzer ist weg. Wenn mich was nervt, nervt es mich viel unmittelbarer.

▸ *Experten sagen, eine Nebenwirkung beim Laufen ist mehr sexueller Appetit ...*
... das kann ich bestätigen. Generell wird die hormonelle Produktion durchs Laufen eher angeregt. Laufen erschöpft nicht, Laufen erfrischt. Nach einem Sitzungsmarathon, wenn ich mich ganz kotzig fühle, brauche ich heute einen Lauf. Manchmal laufe ich noch nachts um halb elf los.

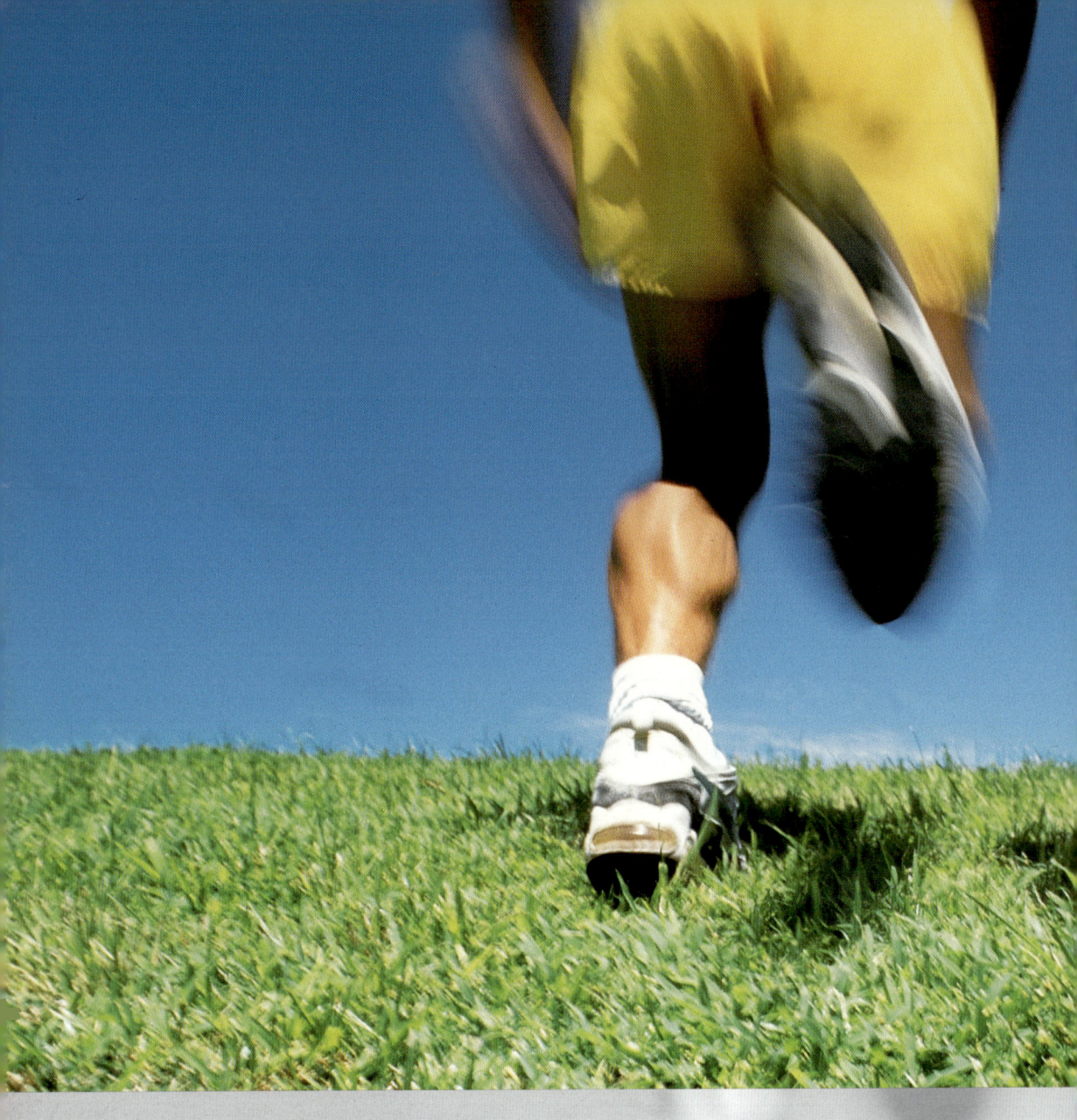

Wie ich richtig in die Gänge komme ▶ Wie ich
Anlaufschwierigkeiten überwinde ▶ Auf welche
Feinheiten ich beim Laufen achten sollte ▶ Was ich
gegen Muskelkater und Seitenstechen tun
kann ▶ Die besten Trainingstipps

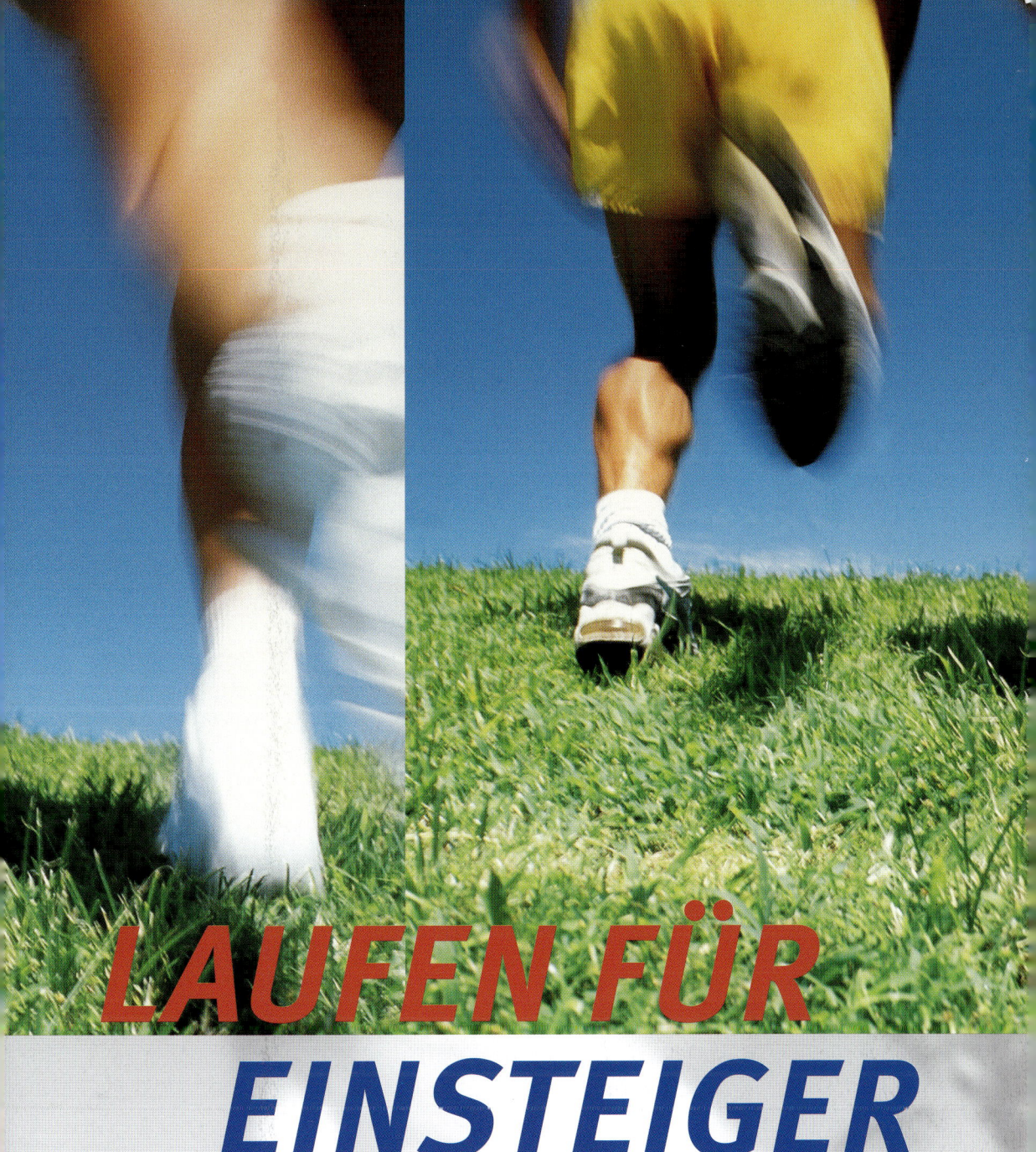

LAUFEN FÜR
EINSTEIGER

Richtig in die Gänge kommen

Laufen ist leicht – das sagt sich so einfach, aber es stimmt. Trotzdem: Aller Anfang ist zunächst schwer. Anlaufschwierigkeiten sind auch hier normal. Aber wenn es erst einmal läuft, wenn der Motor erst einmal in Schwung ist, ist Laufen wirklich nicht mehr schwer.

Wenn Sie Laufanfänger sind oder längere Zeit mit dem Lauftraining ausgesetzt haben, sollten Sie sich auf eine kleine Durststrecke einstellen, mehr oder weniger mühselige Trainingstage, ehe Sie erste Erfolge sehen.

Viele sind schon gescheitert, weil sie in viel zu kurzer Zeit viel zu viel erreichen wollten und/oder weil sie anfangs viel zu schnell gelaufen sind. Also bitte Geduld!

▶ Denken Sie in längeren Zeiträumen.

▶ Geben Sie Ihrem Körper die notwendige Zeit, um fit zu werden.

▶ Laufen Sie anfangs extrem langsam, so langsam wie Sie können – auch wenn Ihnen das komisch vorkommt.

▶ Wenn Sie außer Atem sind, unterbrechen Sie den Lauf. Gehen Sie dann eine Strecke.

Lauftagebuch

Es empfiehlt sich, ein persönliches Lauftagebuch zu führen. Tragen Sie Ihr Laufpensum ein und wie Sie sich beim Laufen gefühlt haben. Das Tagebuch ist nicht nur eine Hilfe bei der systematischen Umsetzung Ihrer Trainingspläne. Sie können auch ablesen, welche Forschritte Sie machen.

Die schweren ersten Monate

Es ist ganz normal, wenn Sie sich anfangs nicht so wohl fühlen. Die Gelenke und die Muskeln sind steif, Oberschenkel, Waden, Herz, Lunge und Kreislauf sind einfach noch nicht an die neue Belastung gewöhnt. Vielleicht hat es 20 Jahre gedauert, allmählich die Kondition zu verlieren. Da können Sie kaum erwarten, dass Sie sie in 20 Tagen wieder aufbauen können. Sie müssen einfach akzeptieren, dass es seine Zeit braucht, bis sich der Organismus an die neuen Anforderungen anpassen kann.

Noch einmal, weil es so eminent wichtig ist:

▶ Beginnen Sie als Laufanfänger ganz gemächlich – mit einem leichten Programm aus flotterem Gehen & Laufen.

▶ Stellen Sie sich auf langsame Fortschritte ein. Erst nach zwei, drei Monaten fällt Laufen leichter, ja sogar leicht – und dann macht es richtig Spaß.

So kommen Sie in Schwung

Bloß nichts überstürzen. Überlasten Sie den Körper anfangs nicht. Sonst verlieren Sie schnell die Lust. Es ist vollkommen in Ordnung, wenn Ihre Muskulatur am Anfang leicht schmerzt. Wenn Sie die Anstrengung

▶ Gehen Sie am Anfang einfach nur zehn Minuten flott, ehe Sie mit dem Laufen beginnen. Das hilft, um überhaupt erst mal in Gang zu kommen. Es hilft auch dabei, den Kreislauf in Schwung zu bringen.

▶ Wählen Sie für Ihre ersten Trainingseinheiten eine (flache) Strecke, auf der Sie ungestört sind. Da müssen Sie keine Lästereien ertragen, und die Versuchung ist geringer, sich zu überlasten.

▶ Belasten Sie zwei Stunden vor dem Training den Magen nicht mehr mit schwerer Kost. Trinken Sie vorher Mineralwasser oder Apfelschorle.

▶ Laufen Sie zunächst langsamer, als Sie sich vorgenommen haben.

▶ Laufen Sie zunächst eine kürzere Strecke als geplant.

▶ Vermeiden Sie den typischen Anfängerfehler, beim Laufen zu große Schritte zu machen. Kurze Schritte sind weniger anstrengend.

▶ Verabreden Sie sich, wenn möglich, mit einem Gleichgesinnten, der auf einem ähnlichen Niveau läuft. Gemeinsam läuft es sich leichter. Vielleicht gibt es in Ihrer Nähe sogar einen der rund 2000 Lauftreffs.

▶ Legen Sie Ihre Lauftermine für die Woche fest. Lassen Sie keine Ausreden zu. Machen Sie aus Ihrem Trainingslauf eine feste Gewohnheit, damit Sie sich nicht jedes Mal neu überwinden müssen.

▶ Tauschen Sie mit anderen Lauferfahrungen aus. Das erhöht nicht nur Ihre Motivation, Sie lernen sicher auch aus den Fehlern anderer – und aus Ihren eigenen.

▶ Lernen Sie, Ihr großes Ziel in kleinen Schritten anzugehen. Die wichtigsten Tugenden dafür sind Geduld, Beharrlichkeit und eine vernünftige Steigerung des Pensums.

Bloß keine Angst vor kritischer Konkurrenz: Wer über langsamere Läufer lästert, kann nicht viel Ahnung vom Laufen haben!

spüren, wissen Sie, dass der Trainingseffekt einsetzt. Betrachten Sie Ihre muskuläre Müdigkeit also als den besten Beweis, dass Sie auf einem guten Weg sind – zu mehr Fitness.

Geben Sie Ihrem Körper vor allem Zeit zur Erholung. Sie werden sich schon bald an die Belastung gewöhnen. Stück für Stück. Das ist eine gesunde Basis, dem Körper nach und nach eine etwas höhere Belastung zuzumuten.

Der sportmedizinische Check-up

Wenn Sie über 35 Jahre alt sind und/oder Ihre körperliche Belastbarkeit nicht einschätzen können, sollten Sie besser zum Arzt gehen. Lassen Sie, wenn Sie unnötige Risiken vermeiden wollen, vorher unbedingt einen Gesundheitscheck (Arztgespräch, Ruhe-EKG, Blutdruckmessung, Belastungstest) machen. Wenn Sie über 35 Jahre alt sind, gehört eine allgemeine ärztliche Untersuchung ohnehin zum Service der Krankenkasse.

Die Einsteigerdistanz

Beginnen Sie bescheiden. Sie müssen anfangs keine halbe Stunde laufen. Es muss nicht mal ein viertelstündiger Dauerlauf sein. Lassen Sie sich nicht von anderen unter Druck setzen, und setzen Sie sich vor allem selbst nicht unter Druck.

Wichtig ist nur, dass Sie Ihr Ziel nicht aus den Augen verlieren. Und das Ziel heißt: Schritt für Schritt zum

Anfangs sind Weitsicht und Geduld gefragt. Geben Sie sich acht Wochen Zeit. Dann sind Sie fit für eine halbe Stunde Laufen.

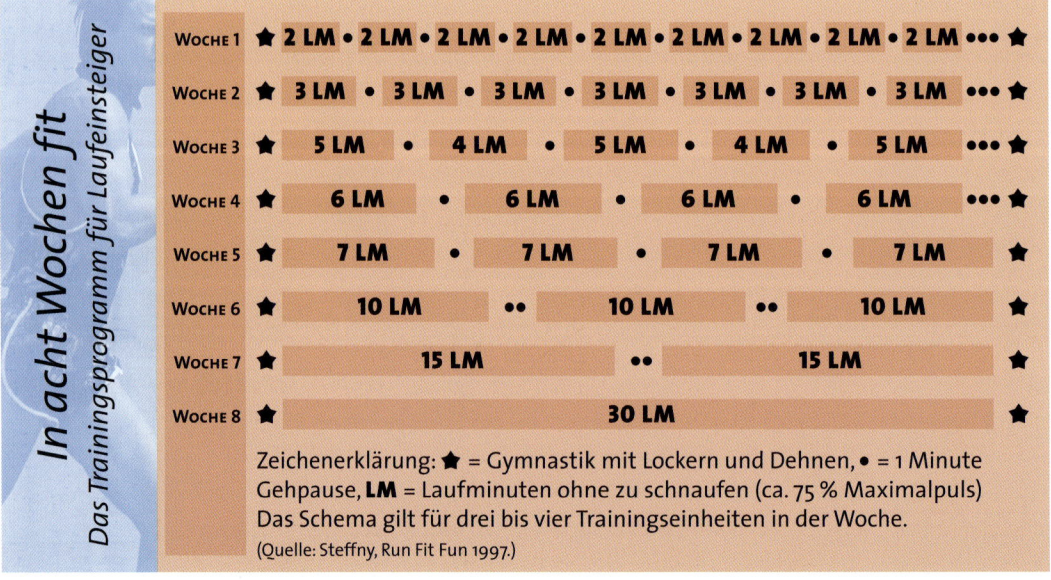

In acht Wochen fit
Das Trainingsprogramm für Laufeinsteiger

WOCHE 1	★	2 LM •	2 LM •	2 LM •	2 LM •	2 LM •	2 LM •	2 LM •	2 LM •	2 LM •••	★
WOCHE 2	★	3 LM •	3 LM •	3 LM •	3 LM •	3 LM •	3 LM •	3 LM •••			★
WOCHE 3	★	5 LM •	4 LM •	5 LM •	4 LM •	5 LM •••					★
WOCHE 4	★	6 LM •	6 LM •	6 LM •	6 LM •••						★
WOCHE 5	★	7 LM •	7 LM •	7 LM •	7 LM						★
WOCHE 6	★	10 LM ••	10 LM ••	10 LM							★
WOCHE 7	★	15 LM ••	15 LM								★
WOCHE 8	★	30 LM									★

Zeichenerklärung: ★ = Gymnastik mit Lockern und Dehnen, • = 1 Minute Gehpause, **LM** = Laufminuten ohne zu schnaufen (ca. 75 % Maximalpuls) Das Schema gilt für drei bis vier Trainingseinheiten in der Woche.
(Quelle: Steffny, Run Fit Fun 1997.)

Erfolg. Für jede Trainingseinheit gilt prinzipiell:

▶ Wärmen Sie sich immer auf, bevor Sie loslaufen. Gehen Sie einfach fünf Minuten in flottem Tempo.

▶ Fügen Sie Ihrem Training immer eine Cool-down-Phase an. Laufen Sie die letzten drei Minuten langsam aus.

Gehpausen sind erlaubt

Gehen Sie das Laufen ruhig an. Geben Sie sich Zeit. Für die erste Etappe sollten Sie acht Wochen einplanen. Dann sind Sie fit für eine gute halbe Stunde Laufen.

In der ersten Woche sind Sie eine halbe Stunde unterwegs. Aber Sie laufen jeweils nur zwei Minuten am Stück, dann folgt eine Minute zügiges Gehen. Wiederholen Sie diesen Vorgang insgesamt neunmal.

Übrigens: Als Joschka Fischer (damals mit 110 Kilogramm Körpergewicht) sein Lauftraining startete, schaffte er es gerade einmal um den Bundestag – das waren 500 Meter. Ein Jahr später bereitete er seinen ersten Marathon vor!

Wenn es mal nicht programmgemäß läuft

Sie sollten sich auf jeder Trainingsstufe wohl fühlen, bevor Sie das Pensum erhöhen. Wenn es auf einem bestimmten Niveau schwierig für Sie wird, verlängern Sie einfach Ihr Programm um eine Woche. Gewöhnen Sie sich ganz allmählich, Schritt für Schritt, an die Laufbelastung.

Nach ein paar Wochen werden Sie wahrscheinlich feststellen, dass Ihnen das Training immer leichter fällt. Aber lassen Sie sich nicht verleiten, jetzt schneller zu laufen. Das wäre ein Fehler. Es ist viel besser, jetzt länger zu laufen.

Das Lauftempo

Noch einmal sei Ihnen ans Herz gelegt: Laufen Sie langsam! Die meisten, Anfänger wie Fortgeschrittene, laufen zu schnell. Schnelles Laufen bringt keineswegs rasch Ausdauerfitness und verbrennt schnell Fett – leider ist das ein Missverständnis, das immer noch weit verbreitet ist. Das Gegenteil ist richtig: Langsames Laufen, längere Strecken und langfristige Planung – nur das bringt Erfolg.

Der Puls zeigt den richtigen Weg. 130 wird nicht zu Unrecht Gesundheitspuls genannt. Das ist ein Dauerlauftempo, bei dem Sie sich noch gut unterhalten können (»Laufen ohne zu schnaufen«). Aber diese Frequenz kann nur ein grober Richtwert sein. Jeder hat seinen individuellen, optimalen Bereich (siehe auch Seite 36ff.).

Kein Kaltstart!

Vor jedem Trainingslauf sollten Sie sich zunächst ein paar Minuten aufwärmen, um den Kreislauf in Schwung zu bringen und die Muskulatur auf die kommende Arbeit vorzubereiten. Beginnen Sie also mit Gehen. Lassen Sie die Arme wie Windmühlenflügel kreisen. Ziehen Sie ein paar Mal die Schultern hoch.

So laufen Sie richtig

Laufen ist für den Menschen die ursprünglichste Bewegungsform. Darauf sollten wir uns besinnen, wenn wir darüber nachdenken, wie wir unseren Laufstil verbessern können. Außerdem kommen wir barfuß auf die Welt. Daran sollten wir uns orientieren, wenn wir unseren Laufstil optimieren wollen. Achten Sie einmal bewusst darauf, wie Ihr natürlicher Bewegungsablauf ist, wenn Sie barfuß laufen.

Der natürliche Bewegungsablauf

Der natürliche Bewegungsablauf ist flüssig und rund. Normalerweise prallen wir mit jedem Schritt nicht plump auf, sozusagen mit der Ferse als Puffer. Instinktiv fängt unser Körper die großen Kräfte ab, was je nach Tempo immerhin das 2- bis 4fache unseres Körpergewichts betragen kann. Mit Hilfe der Bindegewebspolster im Fersenbereich, der Einwärtsdrehung bei der Landung (Pronation), der Beinmuskulatur von Hüft-, Knie- und Sprunggelenk wird jeder Schritt gedämpft und abgefedert. Das funktioniert im Groben folgendermaßen:

▶ Aufsetzen: Während der Landephase berührt der Fuß den Boden hinten außen. Gebeugtes Hüft-, Knie- und oberes Sprunggelenk dienen als Federungselemente.

▶ Stützphase: Kurzfristig wird der ganze Fuß aufgesetzt und geht dann in die Abrollphase über.

▶ Abdrücken: Die Abstoßbewegung läuft über den Mittelfuß und über den Großzehenballen ab.

Der perfekte Laufstil

Eine wichtige Rolle spielt der Körperschwerpunkt. Der liegt leicht vor der Hüfte. Während Sie laufen, bewegt sich der Körperschwerpunkt nicht nur nach vorne, sondern auch ständig auf und ab (Schwebephase/Stützphase). Ein flüssiger Laufstil, nicht das Springen, sollte Ziel unserer Bemühungen sein. So ein Stil kostet deutlich weniger Energie, weil sich Ihr Körperschwerpunkt nur minimal auf- und abbewegt.

Der perfekte Laufstil besteht in einem leichten, fließenden und eleganten Bewegungsablauf:

▶ Die Schritte sind flüssig und nicht zu groß (das kostet bloß unnötige Kraft und Energie).

▶ Das Kinn bzw. der Kopf ist oben, die Augen schauen nach vorne.

Gehpausen

»Manchmal gehe ich während eines Laufs unwillkürlich ein paar Sekunden. Kurze Gehpausen haben nichts mit Schummeln zu tun oder mit Charakterschwäche. Im Gegenteil: Sie sind eine wertvolle Trainingshilfe, weil sie wieder Energie aufbauen.«
Katherine Switzer, Frauenlaufpionierin

▶ Der Oberkörper ist aufrecht, nur leicht nach vorne geneigt.

▶ Die Schultern sind entspannt und ruhig, sie pendeln nicht vor und nicht zurück.

▶ Das Becken ist leicht nach vorne gekippt.

▶ Die Arme, nicht der Oberkörper, schwingen zügig und parallel zum Körper im Schultergelenk mit. Die Ellbogen werden im rechten Winkel gehalten.

▶ Die Hände bleiben locker: Die Fäuste sind nicht geballt.

Die Feinheiten

Die meisten Läufer haben dennoch einen eigenen, eigenwilligen Stil. Es kann auch keine Norm geben. Der Laufstil ist bis zu einem gewissen Grad durch den Körperbau und die Struktur der Muskulatur vorgegeben. Oft ist ein verspannter Nacken oder Rücken Ursache für ungelenke Armführung. In einem solchen Fall ist gezieltes Stretching wichtig, um Verspannungen zu lösen.

Einen ganz neuen, lupenreinen Stil können Sie sich kaum mehr zulegen. Sie können jedoch Ihren Laufstil korrigieren, verbessern, optimieren – und das sollten Sie auch tun.

Hilfreich ist eine Videolaufstilanalyse, beispielsweise bei einem Laufseminar. Wenn Sie stilistisch richtig laufen, macht es nicht nur mehr Spaß, Sie laufen auch müheloser (und schneller), und Sie kommen vor allem verletzungsfrei über die Runden.

Fersenlauf oder Ballenlauf?

Was ist orthopädisch besser, was ist besonders ökonomisch, was bringt am schnellsten voran? Sollen Sie über die Ferse abrollen? Oder ist es besser, mit dem Vorfuß zu landen? Es kommt ganz darauf an, was Sie vorhaben.

▶ Fersenlauf: Häufigster Laufstil für längere Strecken. Der Fuß setzt mit dem Fersenaußenrand auf, knickt dann leicht nach innen, bis die ganze Sohle aufliegt, und rollt schließlich über den Großzehenballen ab, während er sich gleichzeitig abdrückt.

▶ Ballenlauf (Vorfußlauf): So laufen vor allem Sprinter.

Bemühen Sie sich ständig, Ihren Laufstil zu verbessern.

Einer, der es kann: Maurice Greene, USA, Goldmedaillengewinner.

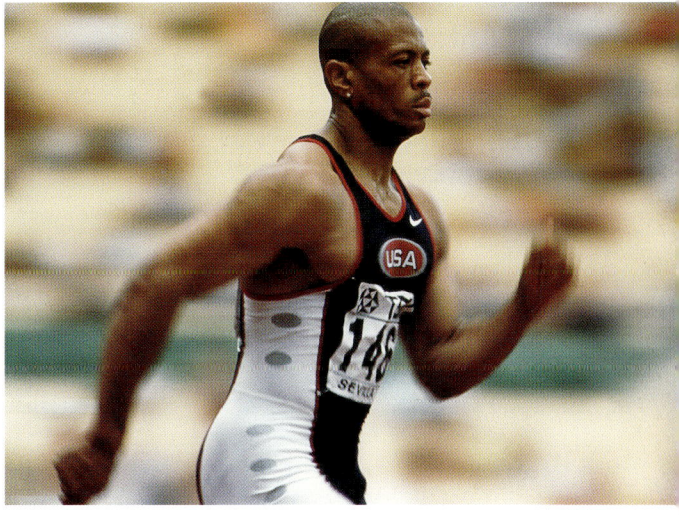

Dies ist außerdem der natürliche Laufstil, wenn wir barfuß laufen. Der Aufprall erfolgt im Bereich des Großzehenballens. Es folgt eine kurzfristige Aufsetzbewegung des Mittelfußes bis zur Ferse, schließlich das Abstoßen über den Großzehenballen.

Der Mittelfußlauf

Eine längere Distanz oder gar einen Marathonlauf auf dem Ballen zu laufen, wäre viel zu kraftraubend. Allerdings laufen leichtgewichtige afrikanische (Weltklasse-)Athleten so. Wer auf den Ballen »tänzelt«, hat häufig mit Achillessehnen- und muskulären Verletzungen zu kämpfen. Auch wenn Sie extrem über die Ferse laufen, kann das Probleme mit Knochen und Gelenken bringen.

Ein guter Kompromiss für Jogger und Hobbyläufer ist der so genannte Mittelfußlauf. Dabei wird praktisch die ganze Sohlenfläche auf den Boden gesetzt. Mit nicht zu steilem Winkel tippen Sie nur kurz außen über die Ferse und rollen dann ab.

Die richtige Schrittlänge

Beim Laufen geht es nicht um möglichst große, raumgreifende Schritte. Im Gegenteil: Bei vielen ist der Laufschritt zu lang. Sie vergeuden unnötig Energie, weil der Fuß zu weit vor dem Körperschwerpunkt aufsetzt und den Schwung abbremst, der gerade durch die Vorwärtsbewegung entsteht. Für jeden Schritt muss also unnötige Kraft für das Abstoßen aufgebracht werden.

Die optimale Schrittlänge haben Sie dann, wenn der Fuß knapp vor der Körperachse, also genau unter Ihrem Körperschwerpunkt aufsetzt. Dafür ist ein gutes Koordinationsgefühl nötig.

Das lässt sich auf natürliche Weise im Gelände trainieren, wenn Sie über Stock und Stein laufen. Der Schritt wird dann automatisch kürzer.

Die richtige Armbewegung

Die Arme sollen eine Hilfe beim Laufen sein, nicht bloß ein Anhängsel. Es ist schlecht, wenn Sie die Arme kaum oder nur wenig einsetzen. Mit effektiven Armbewegungen können Sie die Arbeit der Beine, also die Vorwärtsbewegung, stark unterstützen. Je ökonomischer die Bewegungen, umso geringer der Energieverbrauch – und desto größer die Leistungsfähigkeit.

▶ Die Arme sind leicht angewinkelt und schwingen parallel zum, nicht vor dem Körper. Ober- und Unterarme bilden einen rechten Winkel.
▶ Die Hände sollten leicht geöffnet sein, Handrücken zeigen nach außen, Daumen oben. Keine Faust machen, das kostet unnötig Kraft.
▶ Die Schulter und der Nacken sind entspannt und nicht aktiv an der Bewegung beteiligt.

Setzen Sie die Arme beim Laufen aktiv ein! Sie können Ihnen zusätzlich Schwung geben.

Korrigieren Sie Ihre Armbewegung bewusst. Gewinnen Sie langsam ein Gefühl dafür, sonst könnten Sie verkrampfen.

Die richtige Atmung

Dieser einfache Vorgang wird oft unnötig verkompliziert. Starre Vorgaben für das Atmen, wie z. B. nur durch den Mund oder nur durch die Nase, im Dreier- oder Vierertakt, haben sich oft als unsinnig erwiesen.

Sie können sich darauf verlassen, dass Ihr Organismus den Sauerstoffbedarf ganz automatisch regelt. Die Atmung passt sich dem Schrittrhythmus an; und wenn Sie sich richtig anstrengen, holt sich Ihr Körper schon die nötige Portion Luft – durch schnelleres Atmen.

Die Atmung ist ein natürlicher Vorgang und soll es auch bleiben. Sie sollten allerdings darauf achten, ganz bewusst tief und vollständig auszuatmen. Dadurch vergrößern Sie die Vitalkapazität Ihrer Lunge, also die maximal nutzbare Luftmenge. Je kräftiger Sie ausatmen, umso tiefer werden Sie auch wieder einatmen.

Übung macht den Meister

Durch zu flaches Atmen (Brustatmung) verhindern Sie einen vollständigen Luftaustausch in Ihrer Lunge. Optimal versorgt wird der Organismus nur durch die Bauchatmung (Zwerch-fellatmung). Die können Sie trainieren. Eine einfache Trockenübung für zu Hause, wie Sie sich die Bauchatmung bewusst machen können, ist die folgende: Legen Sie sich flach auf den Rücken. Legen Sie ein Buch auf den Bauch. Versuchen Sie nun, das Buch beim Einatmen zu heben und beim Ausatmen zu senken. Es ist gar nicht schwer, diese Erfahrung beim Laufen umzusetzen.

Das Warm-up

Ein Kaltstart ist nicht nur beim Auto bedenklich. Bevor Sie Ihren Körper stärker belasten, sollten Sie zunächst sanft die Betriebstemperatur erhöhen. Sie kennen das vielleicht von Leistungssportlern: Die laufen sich vor Wettkämpfen, aber auch vor dem Training gründlich ein, um Muskulatur und Organismus auf die Höchstleistung vorzubereiten, die sie erbringen müssen.

So weit sind Sie noch nicht. Vor Ihrem Lauftraining ist ein spezielles Aufwärmen nicht nötig. Aber powern Sie trotzdem nicht gleich los. Drosseln Sie in den ersten Minuten bewusst das Tempo, laufen Sie noch langsamer als gewöhnlich – um Ihren Organismus ganz langsam und schonend auf Touren zu bringen.

Besser bei Puste

Der Atem ist pure Energie. Wer richtig atmet, kann die Lebensqualität ganz enorm verbessern. Durch regelmäßiges Lauftraining wird automatisch die Fähigkeit des Körpers trainiert, mehr Sauerstoff aufzunehmen. Dadurch wird die Atmung ökonomischer. Die Vitalkapazität der Lunge steigt.

Das Cool-down

Ein typischer Anfängerfehler ist, das Training mit einem Endspurt zu beenden. Sie sollten es unbedingt vermeiden, die Belastung abrupt zu beenden. Im Gegenteil: Drosseln Sie am Ende Ihrer Trainingsrunde noch einmal das Tempo. Geben Sie Ihrem Kreislauf Gelegenheit, sich allmählich zu normalisieren. Am besten gehen Sie die letzten Minuten Ihres Trainingslaufes langsam aus. Atmen Sie dabei kräftig ein und aus.

Achtung – Überlastung!

Zu Beginn des Trainings ist man in der Regel so motiviert, dass man in zu kurzer Zeit zu viel auf einmal erreichen möchte. Leider katapultiert man sich oft genug ins Aus, wenn man sich in den ersten Tagen des Trainings zu sehr belastet. Der Wiedereinstieg ist dann meist schon weniger motiviert.

Der Körper sagt Ihnen deutlich, wann er überlastet zu werden droht – hören Sie auf seine Signale.

Muskelkater

Der Muskelkater ist ein Muskelschmerz, der ein bis zwei Tage nach einer neuartigen Belastung auftritt. Er ist ein ganz natürliches Signal des Körpers, dass er noch Anpassungsschwierigkeiten hat.

Früher war man der Meinung, dass Muskelkater das Resultat von zu viel produzierter Milchsäure (Laktat) in den Muskeln ist. Das stimmt so allerdings nicht. Für den Muskelkater sind kleinste Verletzungen (Mikrotraumen) in der Muskulatur verantwortlich, wenn die Muskeln die neue Belastung noch nicht gewohnt sind. Er kann drei bis vier Tage anhalten.

Ein leichter Muskelkater ist unangenehm, aber nicht weiter schlimm. Es helfen durchblutungsfördernde Maßnahmen wie:

▶ Warme Bäder, Sauna
▶ Leichtes Stretching
▶ Betont langsames Laufen (mit nur 50-prozentiger Intensität)

Massagen haben dagegen kaum Einfluss auf den Verlauf des Muskelkaters.

Starker Muskelkater sollte grundsätzlich vermieden werden. Er ist das schmerzhafte und auf lange Sicht schädliche Zeichen von Überlastung und ungenügender Vorbereitung.

Mit regelmäßigem Stretching und einem planmäßig aufgebauten und vernünftigen Training können Sie dem Auftreten eines Muskelkaters entgegenwirken.

▶ Wärmen Sie sich vor dem Training immer ausreichend auf. Kaltstarts sind – ebenso wie beim Auto – generell zu vermeiden.

▶ Laufen Sie nicht zu schnell – der ruhige Dauerlauf ist die Basis für Klasse.

▶ Steigern Sie das Pensum nicht zu schnell; bauen Sie Ihr Training Schritt für Schritt auf.

▶ Setzen Sie sich keine unrealistischen Ziele. Gehen Sie nicht mit dem Kopf durch die Wand, wenn die Beine (noch) nicht wollen oder können.

▶ Lassen Sie einen sportmedizinischen Check-up durchführen, wenn Sie länger nicht gelaufen und älter als 35 sind. So ein Check ist allemal anzuraten, wenn Sie über 40 sind.

▶ Laufen Sie nicht zu unregelmäßig, führen Sie nach Möglichkeit ein Trainingstagebuch.

▶ Laufen Sie nicht mit schlechten oder alten Schuhen los. Die Schuhe sind der wichtigste Teil der Ausrüstung.

▶ Sorgen Sie für eine ausreichende Regeneration – das Training ist nur so gut wie die Erholung.

▶ Hören Sie auf Ihren Körper – vor allem auf die Beine und den Puls!

▶ Trainieren Sie nicht immer auf derselben Strecke im gleichen Trott . Sorgen Sie für Abwechslung. Monotonie führt zu Stagnation.

▶ Ignorieren Sie Muskelkater niemals! Sie haben zu hart trainiert und können es nun ruhiger angehen lassen.

▶ Treiben Sie Gymnastik, schaffen Sie sich einen Ausgleichssport. Nur Laufen ist zu einseitig. Dehnen und kräftigen Sie die Muskulatur nach dem Training.

▶ Setzen Sie sich beim Laufen nicht unter Stress; Fitnesssport ist Aufbau des Körpers, nicht Raubbau am Körper.

Setzen Sie bei Verletzungen mit dem Training aus. Bei Fieber gehören Sie ins Bett, nicht in die Laufschuhe!

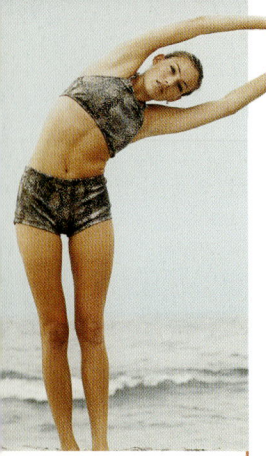

Jedes Lauftraining sollte mit ausgiebigen Dehnübungen begonnen und beendet werden. So wird Überlastungsschäden vorgebeugt.

Seitenstechen

Es gibt mehrere Gründe für diese unangenehm schmerzenden Stiche unter dem Rippenbogen.

▶ Bei unerfahrenen Läufern wird Seitenstechen meist durch ein zu hohes Anfangstempo provoziert. Vermutlich ist das Zwerchfell, der wichtigste Atemmuskel, dann noch überfordert, also nicht hinreichend durchblutet und schlecht mit Sauerstoff versorgt.

▶ Manchmal können auch Blähungen oder eine zu umfangreiche Mahlzeit (d. h. ein voller Magen) schuld sein. Durch die Erschütterungen beim Laufen wird an den »Aufhängungen« der Verdauungsorgane, die am Zwerchfell befestigt sind, gezerrt.

Sofortmaßnahmen bei Seitenstechen

▶ Laufen Sie deutlich langsamer.
▶ Machen Sie eine Pause, bis die Schmerzen abgeklungen sind.
▶ Drücken Sie mit der Hand in die schmerzende Stelle im Bauch, und lassen Sie anschließend gleichzeitig mit dem Ausatmen los.

So vermeiden Sie Seitenstechen

▶ Verschieben Sie das Training nach reichhaltigen Mahlzeiten um zwei bis drei Stunden.
▶ Vermeiden Sie ein zu schnelles Anfangstempo.
▶ Steigern Sie das Tempo vorsichtig.
▶ Beherzigen Sie die Bauchatmung.
▶ Machen Sie Gymnastik, um Ihre Bauchmuskeln zu kräftigen.

Stretching als Trainingsergänzung

Das Lauftier Mensch kann viel von anderen Tieren lernen. Sicher haben Sie schon einmal beobachtet, was ein Hund oder eine Katze tun, ehe sie in die Gänge kommen. Sie recken, strecken und dehnen sich, sie machen einen Katzenbuckel und bringen die Muskeln, die sie gleich gebrauchen werden, in eine natürliche Spannung. Sie tun das instinktiv. Sie wissen von Natur aus, was gut tut. Wir menschlichen Lauftiere sollten uns auch darauf besinnen. Läufer sind – genau wie Radfahrer – oft ausgesprochen steif in der Muskulatur. Wer versucht, aus dem Stand sofort Höchstleistungen zu erbringen, überfordert seinen Körper und steigert nur eines: das Verletzungsrisiko.

Die Vorteile des Stretchings

Das gute, alte Dehnen ist unter einem wesentlich flotteren Begriff wieder populär geworden: Stretching. Durch die richtige Dehngymnastik werden die Muskeln und Gelenke geschmeidiger

Stretching ist immer sinnvoll. Nach dem Laufen noch mehr als vorher.

und beweglicher. Stretching bereitet auf Bewegung vor und hilft, den Übergang von körperlicher Ruhe zu energischer Bewegung ohne große Belastung zu schaffen und danach die Spannung wieder abzubauen.

Dehn- und Lockerungsübungen sollten für jeden Läufer unverzichtbarer Teil des Trainings sein. Durch diese Art des gründlichen Aufwärmens lernen Sie außerdem Ihren Körper kennen. Wer unter Verspannungen leidet, kann durch regelmäßiges Stretching Körpergefühl und Körperbewusstsein verbessern.

Acht Dehnübungen

Wadenmuskel und Achillessehne

Stützen Sie sich mit den Händen an einem Baum oder einer Wand ab. Ein Bein schieben Sie gestreckt weit nach hinten, wobei die Ferse flach aufgesetzt bleibt. Halten Sie den Körper während der Übung gerade.

Tiefer Wadenmuskel/Achillessehne

Setzen Sie das zu dehnende Bein etwas nach hinten, und gehen Sie leicht in die Hocke. Die Ferse bleibt wieder flach aufgesetzt.

Wenn Sie regelmäßig stretchen, verringern Sie das Verletzungsrisiko und verkürzen die Regenerationszeiten.

Richtiges Stretching
So halten Sie die Muskeln locker

Stretching ist leicht. Halten Sie beim Stretching Ihren Rücken gerade. Es kommt vor allem auf ein entspanntes, kontinuierliches Dehnen an, alle Aufmerksamkeit soll den Muskeln gelten, die gerade gestreckt werden.

▶ Vorsichtig in die Spannung hineindehnen, bis zum leichten Zugempfinden; halten Sie den Dehnungsreiz rund 20 Sekunden.

▶ Entspannen Sie kurz (2 Sekunden).

▶ Stretchen Sie noch einmal. Machen Sie dieselbe Übung gefühlvoll noch einmal, und dehnen Sie jetzt etwas weiter als während der ersten Phase. Es darf jedoch auf keinen Fall wehtun.

▶ Sie sollten auf keinen Fall wippen. Was Sie nicht durch einen langsamen, kontinuierlichen Zug zustande bringen, kann nicht gesund sein. Genausowenig sollten Sie nachfedern oder sich ruckartig bewegen.

▶ Atmen Sie langsam, gleichmäßig und kontrolliert.

▶ Atmen Sie während der Vorwärtsbewegung aus.

▶ Atmen Sie, während Sie die Dehnung halten, langsam weiter.

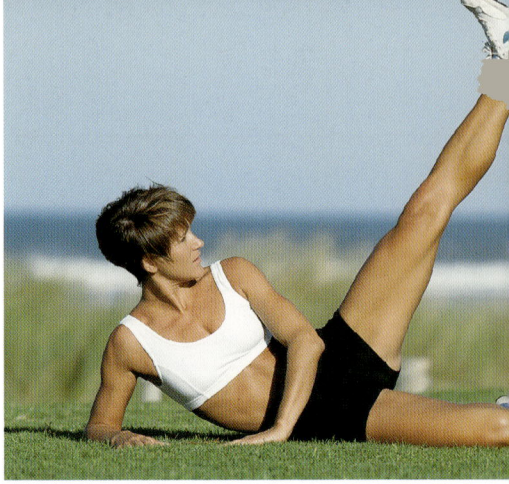

Hintere Oberschenkelmuskulatur

Setzen Sie die Ferse auf eine Auflage, die nicht zu hoch sein sollte. Beugen Sie die Knie leicht. Dann beugen Sie den Oberkörper nach vorne, allerdings mit geradem Rücken, um die Bandscheiben nicht zu belasten.

Vordere Oberschenkelmuskulatur

Winkeln Sie im Stand ein Bein an, umfassen Sie ein Fußgelenk, und ziehen Sie es zum Po hoch – dabei Hohlkreuz durch Anspannen der Gesäß- und Bauchmuskulatur vermeiden. Ziehen Sie das Bein nicht zur Seite. Gerade stehen, eventuell festhalten. Diese Übung schult auch die Balance.

Innerer Oberschenkelmuskel

Gleiten Sie vorsichtig aus dem Stand in die Grätsche, vermeiden Sie dabei durch Anspannen der Rumpfmuskulatur ein Hohlkreuz. Beugen Sie sich nach 20 Sekunden nach vorne, und stützen Sie sich mit den Händen ab, um andere Anteile der Adduktorengruppe zu dehnen.

Hüftbeugemuskeln

Gehen Sie aus dem Stand in den Ausfallschritt, schieben Sie das hintere Bein gestreckt zurück. Verdrehen Sie dabei das Becken nicht seitlich. Vermeiden Sie durch Anspannen der Gesäß- und Bauchmuskulatur ein Hohlkreuz. Der Hüftbeugemuskel ist oft stark verkürzt, was zu Rückenschmerzen führen kann.

Gesäßmuskulatur

Winkeln Sie in Rückenlage ein Bein an, greifen Sie ein Fußgelenk, und ziehen Sie es seitlich in Richtung der gegenüberliegenden Schulter. Das gezogene Knie sollte im rechten Winkel gebeugt, und das andere Bein sollte gestreckt bleiben. Das Becken liegt flach am Boden.

Brustmuskulatur

Lehnen Sie sich mit angewinkelten Armen an einen Baum oder Türrahmen, und gehen Sie einen Schritt nach vorne. Der Rücken bleibt dabei gerade. Schieben Sie die Brust nach vorne oben (wie beim Einatmen). Das dehnt die oftmals von Sitzarbeit verkürzten Brustmuskeln und verbessert die Armhaltung beim Laufen.

Cool-down

Vor den Dehnübungen, die vor und nach jedem Lauftraining gemacht werden sollten, empfiehlt sich nach dem Training eine Cool-down-Phase, in der der Körper vom Belastungsniveau allmählich in die Ruhephase übergeleitet wird. Am besten eignen sich dazu einige Minuten lockeres Auslaufen oder Gehen.

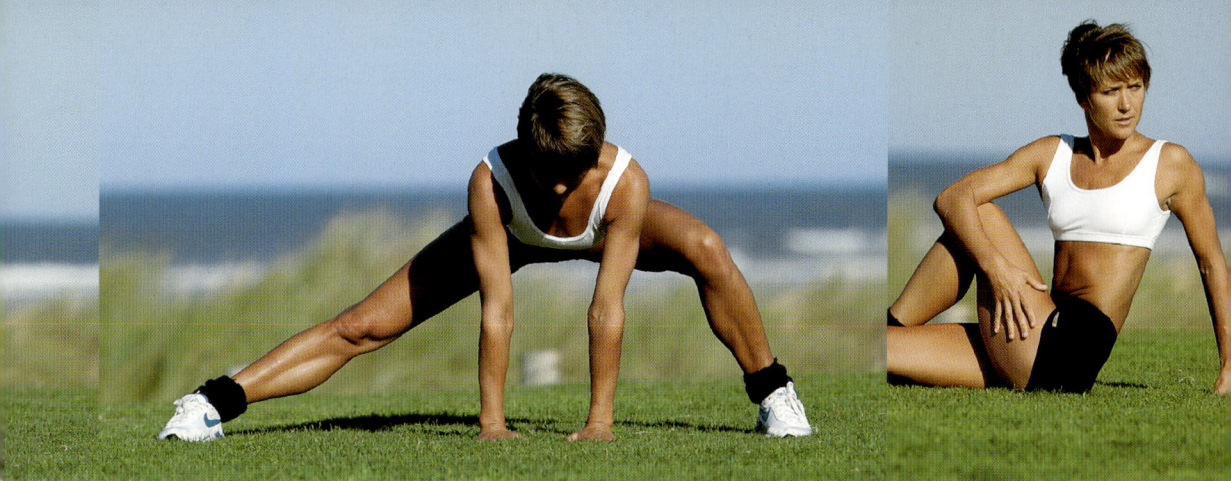

BILD LINKS: *Mit dieser Übung werden der innere Oberschenkelmuskel (Adduktor) sowie die Wadenmuskulatur gedehnt.*
BILD MITTE: *Auch diese Stretchingübung dient der Dehnung des inneren Oberschenkelmuskels. Außerdem werden Rumpf- und Gesäßmuskulatur gedehnt.*

BILD RECHTS: *Noch effektiver für Rumpf und Gesäß ist diese Dehnübung. Spannung etwa 20 Sekunden lang halten.*

Vier Kräftigungsübungen

Schulterblattmuskeln

Eine Fußlänge entfernt vor eine Wand stellen. Angelehnten Körper mit den im rechten Winkel abstehenden Ellbogen von der Wand abdrücken. Arme dabei nicht absinken lassen. Diese Übung verbessert ebenfalls die Armhaltung beim Laufen.

Seitliche Rumpfmuskulatur

In gestreckter Seitlage Hüfte anheben und in den Seitstütz gehen. Position eine Weile halten. Bei schlechterem Trainingszustand das obere Bein vorsetzen. Ein paar Wiederholungen für beide Seiten.

Übertreiben Sie auch das Stretching nicht. Wenn Sie doppelt so viel trainieren, verdoppelt sich nicht auch der Abnehmeffekt – diese Rechnung geht leider nicht auf. Zu viel Training kann leicht zu Verletzungen führen.

Bauchmuskulatur

In Rückenlage Beine anwinkeln und entspannen. Nur die Schultern abheben und halten, die Lendenwirbelsäule bleibt flach am Boden. Ein paar Wiederholungen ausführen. Die Übung stabilisiert die Beckenhaltung und beugt Seitenstechen vor.

Rückenmuskulatur

Aus dem Vierfüßlerstand diagonal den linken Arm und das rechte Bein in die Waagerechte anheben und einige Sekunden lang halten. Dabei das Becken nicht hochdrehen und Hohlkreuz vermeiden. Die Übung auf beiden Seiten einige Male wiederholen.

Stretching und eine angemessene Kräftigung der Muskeln bewahrt Läufer vor Dysbalancen.

Laufen wirkt wie eine Wunderpille ...

Das war der bitterste Moment: als ich zu einer Messe musste und keines meiner Kostüme mehr passte. Also wieder etwas Neues kaufen. Diesmal ging nicht mal mehr Größe 46 zu. Die Verkäuferin führte mich zu Größe 48. Aber da gibt es nicht mehr viel, nur noch diese schrecklichen Hängerchen. Oh ja, es war schrecklich. In nur eineinhalb Jahren hatte ich mächtig zugelegt – bis auf 92,7 Kilo.

Als Mädchen kannte ich keine Gewichtsprobleme. Ich war immer in Bewegung, Reiten, Skifahren, Schwimmen. Aber als ich für einen neuen Job nach München zog, lief nichts mehr. Einfach keine Zeit. Nach der Arbeit noch Abendschule am Cambridge Institute. Hektische Mahlzeiten, zwischendurch oft zum Kühlschrank, fette Wurst aufs Brot, viele Süßigkeiten – das waren meine Essgewohnheiten. Ja, ich wurde auch eine Frustesserin. Das Schlimmste: Mit jedem Kilo mehr nahm mein Selbstbewusstsein merklich ab. Ich mochte mich nicht mehr leiden.

Es musste etwas passieren. Jetzt wirklich. Nur, was? Zwischendurch hatte ich immer wieder mit Crash-Diäten, der Brigitte-Diät oder Totalverzicht meine Erfahrungen gemacht – es waren nur schlechte. Fünf Kilo runter, aber nach kurzer Zeit wieder sieben Kilo drauf.

Abnehmen beginnt im Kopf

Nein, diesmal musste ein Konzept her. Ich hatte ein festes Ziel im Kopf: Da müssen 30 Kilo weg. Nie wieder Sackkleider. Ich wollte wieder Größe 38 tragen. Ich kaufte mir so ein schickes Teil, hängte es mir hin und sagte mir immer wieder: Da komm ich bald rein! Zunächst sammelte ich Informationen über vernünftige Ernährung. Ich schrieb mir einen Essensplan. Und das Wichtigste: Ich begann zu laufen. Regelmäßig. Drei feste Lauftage plante ich pro Woche ein.

Es war hart, anfangs. Es lief langsam, sehr langsam. Klar, ich dicker Brummer schaffte anfangs kaum einen Kilometer, ging einen Kilometer, lief weiter so gut es ging. Aber stur hielt ich meine drei Lauftage pro Woche ein. Nach zwölf Wochen war ich bei 76 Kilo angekommen, hielt fünf Kilometer durch. Jetzt lief es leichter. Weil sich an meinem Körper viel Haut zurückbilden musste, ging ich zusätzlich einmal pro Woche zur Aerobic. Und daheim dehnte ich täglich zehn Minuten mit einem Thera-Band®. Ganz eisern.

60 Kilo – und der Marathon

Nach neun Monaten hatte ich tatsächlich 30 Kilo runter. Kurzfristig habe ich sogar die 60-Kilogramm-Schallgrenze durchbrochen. Mittlerweile sind es stabile 61,5 Kilogramm, weil der Körper zusätzliche Muskelmasse aufgebaut hat. Ich könnte jetzt essen, so viel ich will und was ich will. Aber mein Körper ist wählerischer geworden.

Imponierende Leistung

Mein Mann hat zu mir gesagt: Was du geschafft hast, imponiert mir wirklich. Er fing auch mit dem Laufen an. Er ist Jogger, ich bin Läuferin. Inzwischen sogar Marathonläuferin. Der Traum von einem Marathon reifte, weil so viele davon schwärmen. Marathon – ein neues Ziel, für das ich trainierte. Übrigens nach dem Buch »Perfektes Lauftraining« (von Herbert Steffny und Ulrich Pramann, Südwest Verlag, DM 32,00).

Träume verwirklichen

Ich habe es geschafft. Nur eineinhalb Jahre nach meinen ersten schweren Laufschritten kam ich beim Berlin-Marathon ins Ziel. Jetzt gibt es eine ganze Menge neuer Träume: New-York-City-Marathon. Die vier Stunden knacken. Ach ja, und dann noch Triathlon. Vielleicht. Laufen – es hat für mich wirklich wie eine Wunderpille gewirkt. Ich bin ein völlig anderer Mensch geworden. Es hat mehr verändert als nur mein Körpergefühl. Laufen hat mein Lebensgefühl unglaublich verbessert. Ich bin jetzt viel selbstbewusster, offener, die Versagensängste von früher kenne ich nicht mehr. Auch in meinem Beruf steh' ich meine Frau.

Erst Berlin, dann New York: Wer hart an sich arbeitet, ohne sich zu überfordern, kann auch seine kühnsten Träume erreichen.

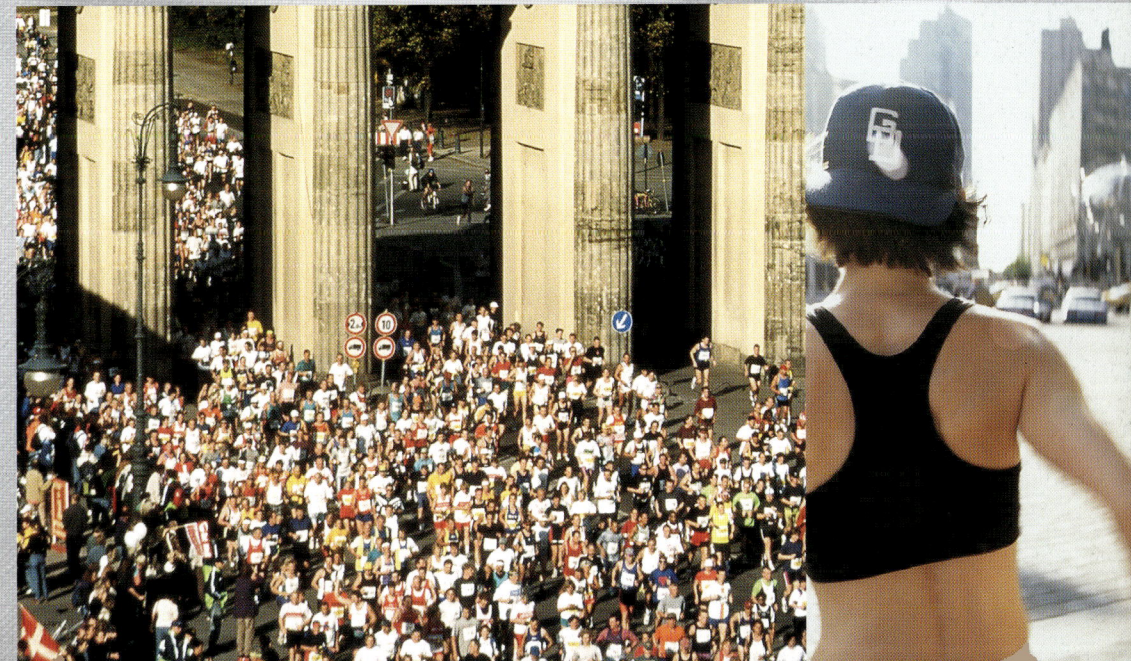

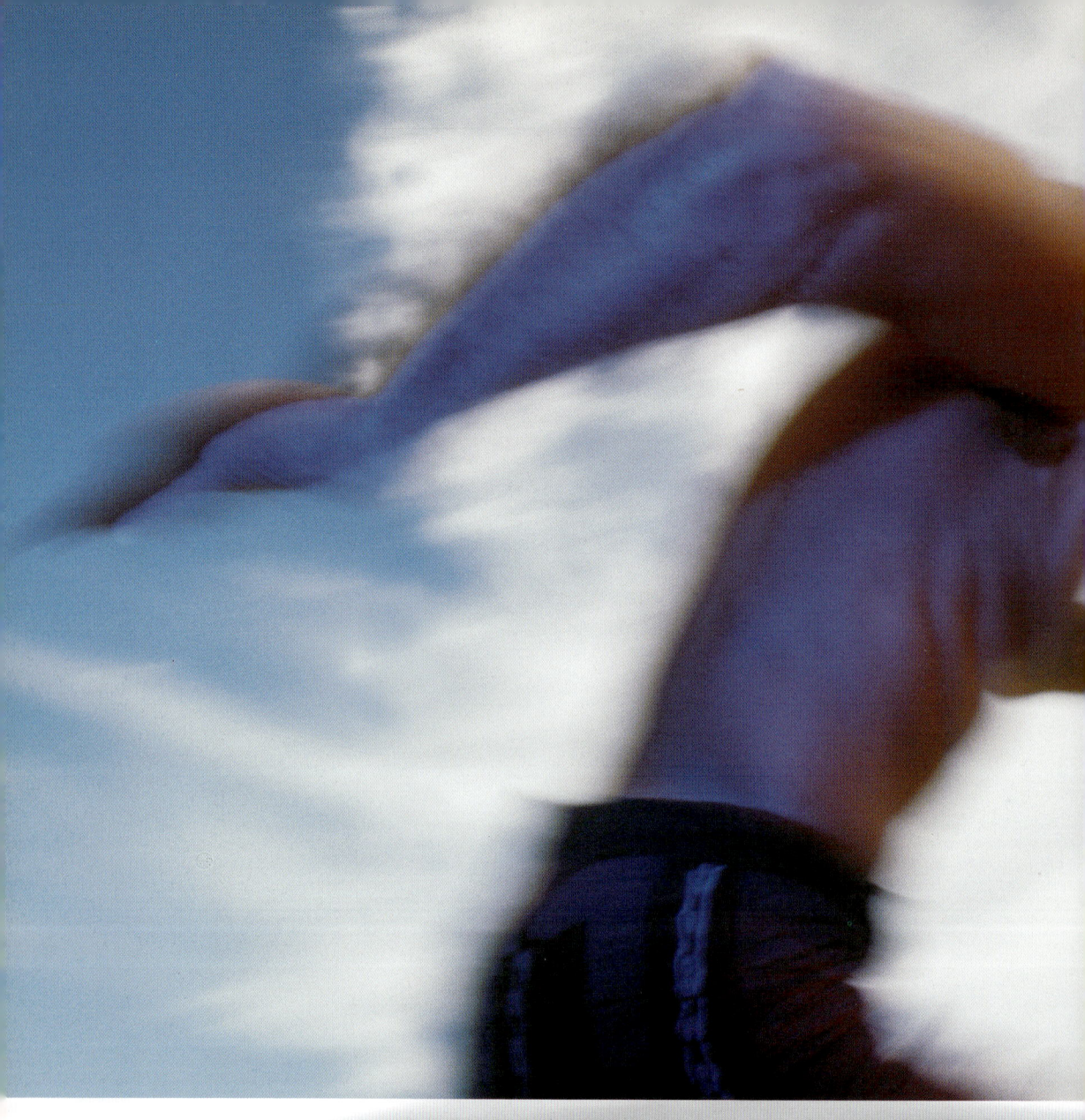

Wie ich mich immer wieder fürs Laufen mental fit machen kann ▸ Wie ich die richtige Einstellung finde ▸ Wie ich den inneren Schweinehund überwinden kann ▸ Wie ich mein Training zur festen Gewohnheit mache

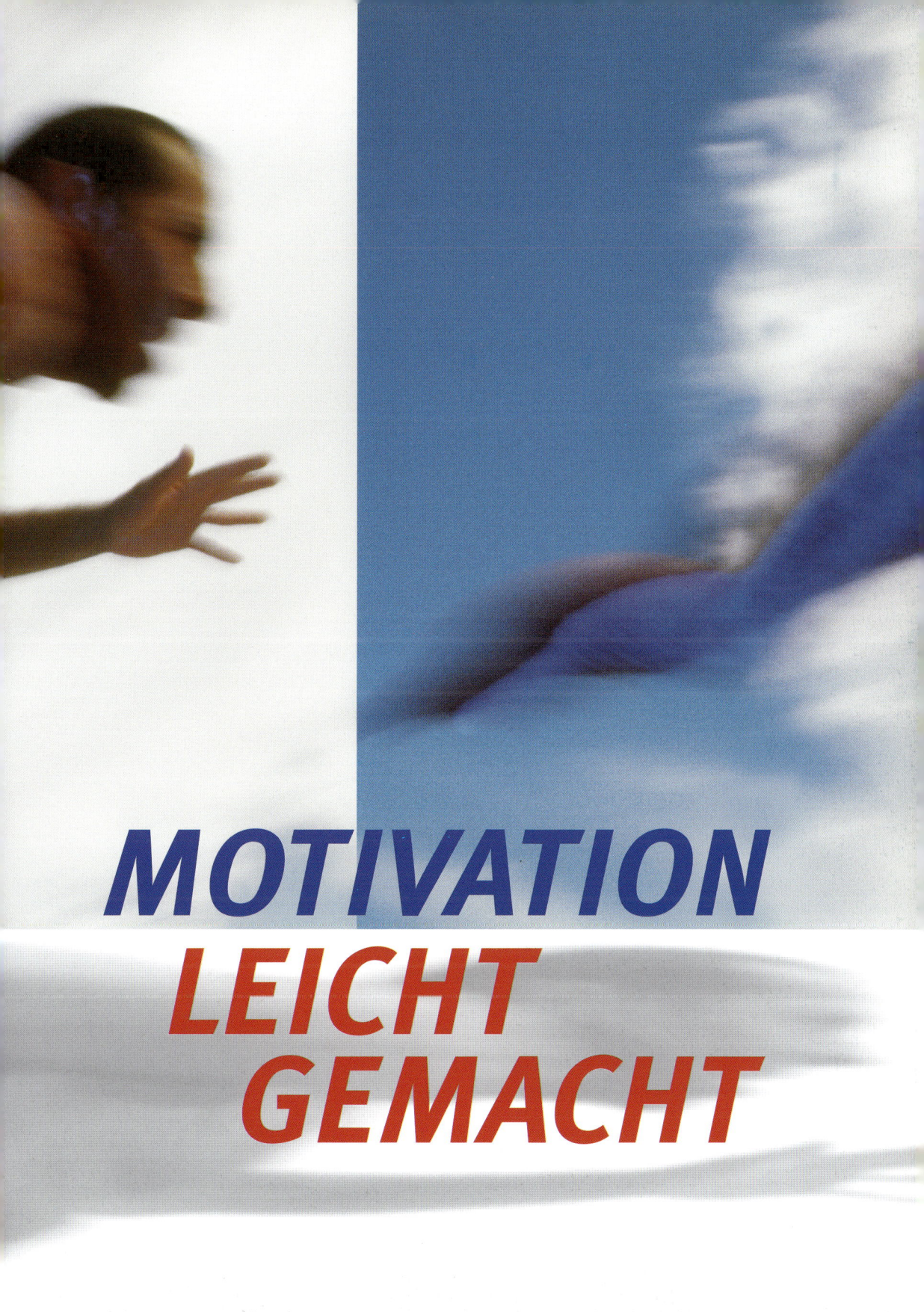

MOTIVATION
LEICHT
GEMACHT

Sich fürs Laufen mental fit machen

Manchmal macht es uns das Wetter schwer. Zu kalt oder zu heiß oder zu stürmisch, oder die Wolken hängen einfach zu tief. Manchmal ist es noch zu früh oder schon zu spät oder zu kurz nach dem Essen. Im Klartext: Der innere Schweinehund kläfft und will Sie zurückhalten. Und Sie lamentieren: Heute habe ich einen Durchhänger, einfach keine Lust zum Laufen. Dann sind vielleicht alle guten Vorsätze dahin. Und Sie denken: Mist, wenn mich doch jetzt nur einer aufbauen würde.

Das ist kein Drama, denn solche Krisen sind alltäglich. Fast jeder muss sie durchlaufen. Immer wieder.

Tröstlich ist vielleicht, dass diese Krisen ganz leicht zu überwinden sind. Denn die nötige Motivation lässt sich jederzeit aufbauen. Jeder kann lernen, sich im wahrsten Sinn des Wortes selbst Beine zu machen.

Was Motivation eigentlich ist

Stopp! Zunächst müssen wir ein Missverständnis klären. Wer auf den großen Kick durch andere wartet, denkt völlig falsch. Denn wirksame Energien können Sie von niemand anderem erwarten. Positiven Antrieb, also Motivation, finden Sie nur in sich selbst. Wir sollten deshalb grundsätzlich klären, was Motivation wirklich ist.

Motivation – das Wort sagt es schon – ist eng gekoppelt mit Motiven, also mit Beweggründen: Was treibt mich dazu? Wirklich motiviert bin ich, wenn ich einen Sinn in meinem Tun erkenne. Das ist ganz wichtig – erst die innere Überzeugung lässt mich mit Freude und Engagement handeln, erzeugt die nötige Willenskraft und das Durchhaltevermögen.

Die richtige Einstellung

Machen Sie sich immer wieder bewusst: Was ist mein Ziel? Für welches große Ziel trainiere ich? Was will ich durch das Laufen erreichen?

Warum Sie regelmäßig laufen wollen, ist natürlich ganz entscheidend für Ihre Motivation: Sie wollen abnehmen, in Form kommen und sich fit fühlen.

Die ersten Schritte in ein neues Leben

Laufen ist Willenssache und Willenstraining. Laufen beginnt im Kopf. Deshalb ist die richtige Einstellung am Anfang ganz besonders wichtig.

Motivation

Das Lexikon sagt: »Motivation ist die Bereitschaft zu einem bestimmten Verhalten. Diese hängt von der inneren Situation in Verbindung mit entsprechenden Außenreizen ab.« Das Wichtigste also ist: Sie müssen ein Motiv haben, um sich bei dem, was Sie tun, auch wirklich anzustrengen.

▸ Denken Sie in einem größeren Zeitraum. Nicht der schnelle Erfolg ist entscheidend, sondern was Sie in drei Monaten erreichen wollen. Nehmen Sie sich Zeit.

▸ Akzeptieren Sie, dass Sie nicht sofort, sondern Schritt für Schritt Ihr Ziel erreichen und den Erfolg sehen.

▸ Zählen Sie beim Laufen zuerst nicht die Kilometer, sondern die Minuten.

Nicht die kurzfristigen Erfolge zählen, sondern wichtig ist, was Sie langfristig erreichen. Sie wollen doch Laufen zu einer festen Gewohnheit in Ihrem Leben machen, zu einem Teil Ihres Alltags. Sie wollen die schiere Lust am Laufen erleben. Sie wollen durch Laufen Stress abbauen. Vor allem aber wollen Sie durch Ihr Training die Fettverbrennung ankurbeln.

Keine Lust? Nicht lange fackeln! Nicht lange hadern! Einfach loslaufen. Die Lust kommt dann schon.

Zehn kleine Tricks
Erfolgreiche Selbstmotivation

▸ Legen Sie vor dem Training Ihre Lieblings-Power-Musik auf, so können Sie sich schnell positiv aufladen.

▸ Hüpfen Sie. Das ist ein erster Schritt, wenn Sie aus der Lethargie in Aktion kommen wollen.

▸ Führen Sie sich immer wieder Ihr Ziel vor Augen.

▸ Besinnen Sie sich regelmäßig auf Ihre Stärken. Fragen Sie täglich: Was ist heute für mich gut gelaufen?

▸ Erinnern Sie sich auf dem Weg zu Ihrem Ziel an alte Erfolge – und an das gute Gefühl, das Sie dabei hatten.

▸ Arbeiten Sie mit positiven Affirmationen, um Ihr Selbstbewusstsein zu stärken: »Ich mache meine Sache richtig gut. Ich bin innerlich sehr stark und halte durch. Ich weiß, dass ich erfolgreich abnehmen werde.«

▸ Denken Sie sich große Aufgaben klein. Große Aufgaben verlieren ihren Schrecken, wenn Sie sie in handliche Portionen zerlegen und die dann nacheinander anpacken.

▸ Verzweifeln Sie nicht an Schwierigkeiten. Betrachten Sie Probleme als Chance, die Ihnen persönliches Wachstum ermöglichen.

▸ Planen Sie am Wochenende einen Lauf mit anderen – und gönnen Sie sich anschließend ein feines Frühstück.

▸ Loben Sie sich, wenn Sie etwas gut hingekriegt haben.

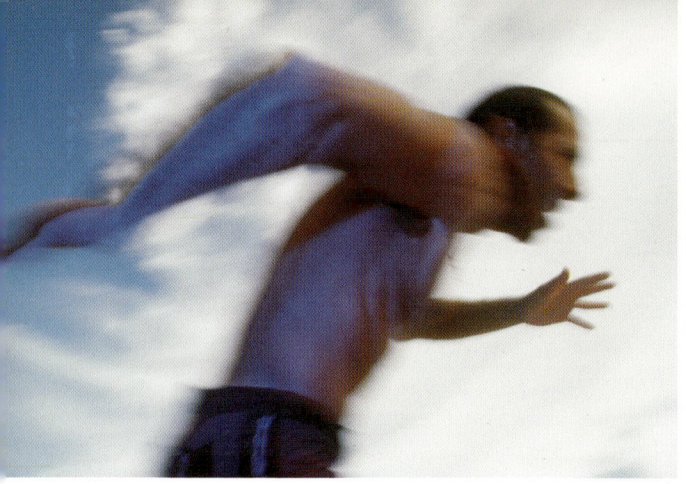

Es dauert sicher seine Zeit, bis Ihr Körper auf das Training reagiert und Sie Ihren Pfunden davonlaufen können. Gerade deshalb ist es wichtig, durchzuhalten und das große Ziel nie aus den Augen zu verlieren.

Der mentale Trick

Sie können mit Ihren Gedanken positive Bilder erzeugen. Sie können das gewünschte Ziel schon gedanklich erreicht haben, es visualisieren. Nutzen Sie diese Visualisierungstechnik.

Und noch einmal: Machen Sie sich Ihre Motive immer wieder klar – warum laufen Sie, und was wollen Sie damit erreichen? Die Antwort ist wichtig. Denn nur, wenn Sie diese Antwort geben können und vollständig verinnerlicht haben, können Sie die richtige Einstellung entwickeln. Und nur dann wird sich jener Spaß beim Training einstellen, der beflügelt und über alle Tiefs hinweghilft.

Der innere Schweinehund

Selbstmotivation ist unsere positive Energiequelle – die wichtigste, die uns zur Verfügung steht. Sie sprudelt nur,

Zielbewusst-sein: Machen Sie sich immer wieder klar, warum Sie eigentlich laufen.

wenn Sie sich klare Ziele setzen. Und diese Ziele müssen realistisch, d.h. auch erreichbar sein, ganz allmählich, Schritt für Schritt.

Die Strategie der kleinen Schritte ermöglicht Zwischenresultate, die kleine, aber enorm wichtige Erfolgserlebnisse bescheren.

Mit Rückschlägen umgehen lernen

Setzen Sie sich realistische Ziele. Es ist zugegebenermaßen schwer, sich überhaupt Ziele zu setzen, diese Ziele dann nicht aus den Augen zu verlieren und auch noch Misserfolge und Rückschläge wegstecken zu können. Aber vergessen Sie bitte nicht, dass Sie auch das spielend lernen können.

Stellen Sie sich das Erreichen Ihres Ziels in allen Facetten vor. Visualisieren Sie, wie Sie leicht und locker laufen. Spüren Sie Freude und Glück während des Laufens. Wie Sie Ihren Pfunden davonlaufen. Durch diese Visualisierung lösen Sie im Gehirn die nötige emotionale Intensität aus, die Begeisterung in Gang setzt und am Leben hält.

Das Training als feste Gewohnheit

Gewohnheiten können wie Fesseln sein. Anfangs fällt es sicher schwer, Ihr Training in den Alltag einzubauen (»keine Zeit«, »keine Lust«), vielleicht müssen Sie sich sogar Tag für Tag neu einstimmen. Das kostet viel Kraft. Denken Sie deswegen nie lange nach, und fackeln Sie nicht lange. Rein in die Laufklamotten und los! Alte Gewohnheiten lassen sich nur durch neue, oft mühselige Aktivität ändern – bis das Neue schließlich zur Gewohnheit geworden ist. Das dauert (nur!) etwa vier Wochen.

Dennoch müssen Sie Ihr Training nicht immer stur durchziehen. Bleiben Sie flexibel. Eine gewisse Trainingsdisziplin sollte schon sein. Aber machen Sie sich bloß nicht verrückt – machen Sie sich nicht selbst zum Sklaven eines absolut peniblen Trainingsplans. Sie müssen nämlich gar nichts. Sie wollen doch vor allem eines: Spaß haben. Wenn es mal nicht gut läuft, gönnen Sie sich zwischendurch Gehpausen. Und warum nicht spontan mal das Pensum ändern?

Wenn es gar nicht geht, lassen Sie ruhig mal eine Trainingseinheit aus. Gehen Sie stattdessen spazieren oder fahren Sie Rad.

Abwechslung heißt die Devise!

Die tägliche Laufroutine – immer wieder dieselbe Runde, dieselbe Zeit, dieselben Leute – kann auf die Dauer mürbe machen. Laufen Sie gegen die Langeweile an. Es gibt einige einfache Möglichkeiten, wie Sie Ihr Training variieren können:

▶ Testen Sie neue Routen, suchen Sie neue Strecken.
▶ Laufen Sie zu unterschiedlichen Tageszeiten.
▶ Laufen Sie unterschiedlich lange Distanzen.
▶ Lassen Sie sich auch mal irgendwo absetzen, und laufen Sie dann nach Hause.

Zu zweit läuft's besser

Die meisten Läufer trainieren solo. Manchmal unfreiwillig, oft aber auch freiwillig. Dabei kann ein Trainingspartner sehr hilfreich sein. Sie werden sich, gerade wenn Sie mal keine Lust zum Laufen haben, leichter aufraffen – allein schon, um den anderen nicht hängen zu lassen. Außerdem vergehen längere Distanzen wie im Flug, wenn man sie plauschend (ganz nebenbei eine gute Pulskontrolle), zu zweit oder in der Gruppe, überwindet.

Am besten geht das, wenn Sie mit einem etwa gleich starken Partner unterwegs sind – so dass sich keiner einbildet, er würde den anderen ausbremsen.

Sie können sich auch – z. B. einmal in der Woche – einem Lauftreff anschließen. Dort lassen sich »laufend« Erfahrungen austauschen!

»Ich fühlte mich so schrecklich mopsig...«

Zuletzt hatte ich 30 Kilo zu viel. Stimmt, immer schon muss ich gegen mein Gewicht kämpfen, mein Leben lang. Leider. Aber diesmal sprengte meine Fülle jedes Format. Ich brachte über 100 Kilogramm auf die Waage. Nichts passte mehr, alles zwickte. Ich brachte keines meiner Maßhemden mehr zu, jedes 160 Mark teuer. Das tat weh. Im Anzug fühlte ich mich eingeschnürt und – sorry – so richtig Scheiße. So schwerfällig. So mopsig.

Krisen – nicht nur eine

Hinzu kam: Ich steckte in einer schweren persönlichen Krise. Es lief schlecht mit meiner Frau. Und dann sprach auch noch mein Arzt von schlechten Blutwerten, von zu viel Cholesterin und so.
Gerade hatte ich den 40. Geburtstag gefeiert. Vielleicht steckte ich in einer leichten Midlife-Crisis. Das war die Situation, als es bei mir Klick machte. Ich hatte ein Ziel. Ich wollte eine Stunde am Stück laufen können und unter 75 Kilo wiegen. Ich fühlte diesen starken Willen, abzunehmen.

Die Entscheidung

Ich legte einen Hebel um: wollte wieder laufen, war auch zu Plackerei bereit. Meine Entscheidung stand fest: Wenn du es jetzt nicht schaffst, dann nie mehr. Klar, ich hatte auch schon Diäten probiert. Ich schloss mich den Weight Watchers an, dieser Selbsthilfegruppe, deren Prinzip kontrolliertes Essen ist. Fettzufuhr runter, Kohlenhydrate und Eiweiß rauf, Süßes einschränken. Tatsächlich speckte ich damals mit dieser Methode 20 Kilo ab. Aber irgendwann fällst du dann leider doch wieder in alte Essgewohnheiten zurück. Ich hatte keine Bewegung. Mittag für Mittag hockte ich mit Hochschulkollegen vor dem reichlichen Mensaangebot. Gerne auch Kuchen am Nachmittag. Und ich wurde zum Nachtfresser. Spätabends noch belegte Käsebrote zum Wein. Und Käse schmeckt erst ab 50 Prozent Fett genial gut.
Ich kannte also meine Esssünden, hatte auch das nötige Know-how für bewusstes Essen. Diesmal wollte ich beides gleichzeitig umsetzen: Weniger futtern, dafür richtig. Mehr Bewegung – und zwar durch regelmäßiges Laufen.

Laufen – aber richtig

Vor Jahren hatte ich schon einmal mit dem Laufen begonnen. Aber es machte keinen Spaß. Da war sicher zu viel Unkenntnis dabei. Mein Bewusstsein befahl: Du musst dich quälen. Jedenfalls überforderte ich mich.

Franz Boos, 42, Professor für Betriebswirtschaft:
»Ich fühlte mich so schrecklich mopsig...«

Die Folge: Ich gab schnell wieder auf. Heute weiß ich, warum: weil ich immer zu schnell gelaufen bin. Hinterher tat oftmals alles weh. Keine gute Erfahrung. Diesmal lief es besser. Ich hatte mich schlau gemacht. Es machte mir Mut, dass langsames Laufen, leichtes Dahintappen viel mehr bringt – für die Anfangsmotivation und vor allem fürs Abnehmen. Ich hatte ein gutes Equipment, also optimale Laufschuhe, Funktionswäsche und einen Pulsmesser, investiert. Bei Puls 140 bis 145 meldete mein Körpergefühl: Läuft doch alles im grünen Bereich. Anfangs schaffte ich 20 Minuten, manchmal mit Gehpausen. Ich lief regelmäßig drei-, viermal die Woche.

Die ersten Kilos

Nach zwei Monaten waren sieben Kilo weg. Das machte Mut.

Nach drei Monaten lief es dann auch schon leichter. Das Laufen begann, richtig Spaß zu machen. Nach knapp einem Jahr hatte ich 30 Kilogramm runter – mein Gewicht ist jetzt stabil. Heute laufe ich dreimal wöchentlich. Unter 10 Kilometer mach' ich es nie. Die Psychologie vom Abnehmen ist ganz einfach: Mit jedem Kilo, das man leichter wird, läuft es sich leichter, und man kann länger laufen. Und je länger man läuft, umso mehr nimmt man ab – also ein sehr erfreulicher Kreislauf.

Besser als jede Diät

Anders als beim Abnehmen durch eine Diät, die ja Verzicht, Entzug bedeutet und somit Stress und Frust und dadurch furchtbare Krisen erzeugt, kann der Körper Stress und Frust beim Laufen gut kompensieren, weil er sich einfach besser fühlt,

jeden Tag ein bisschen besser. Und wenn es mal nicht so gut läuft, gehe ich alternativ schwimmen oder auch Rad fahren.

Intuitiv besser essen

Durch das Laufen wächst auch die Lust auf richtiges Essen. Ich esse jetzt besser, bewusster, kontrollierter, weniger. Mein Körper graust sich jetzt vor Schweinebraten, es ist, als verlange er nur noch nach Sachen, die ihm gut tun. Morgens Müsli mit Obst, manchmal auch ein Brot mit Magerquark und Marmelade. Statt müde machender Mittagessen eine Breze oder nur Obst. Täglich einmal Salat. Öfter Fisch, kaum Fleisch. Und viel, viel Wasser.
Oh, ja, ich fühl mich jetzt gut. Die Leute, mit denen ich zu tun habe, sehen das und sagen es mir. Und das tut gut. Meinen mopsigen Zeiten bin ich davongelaufen.

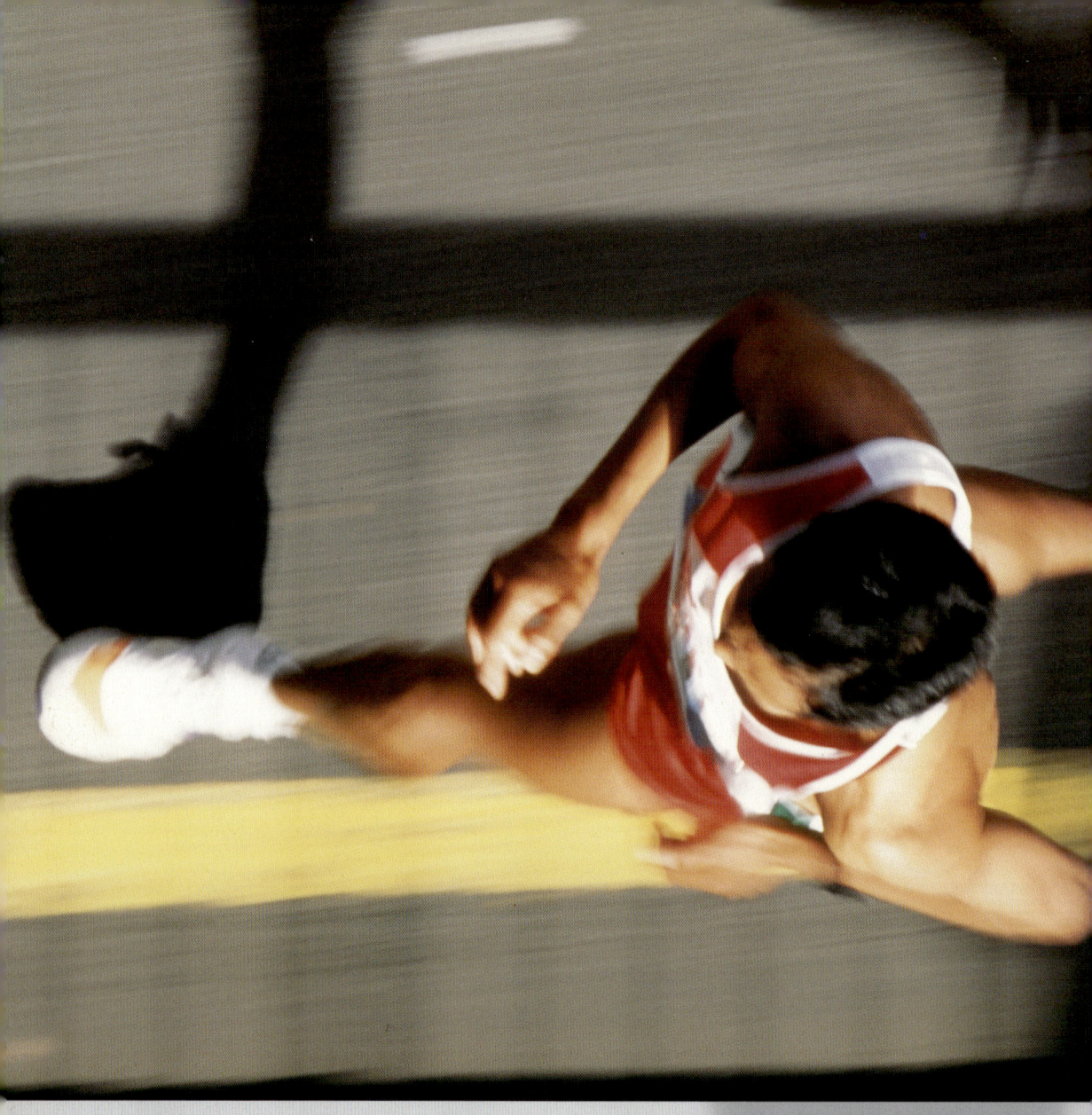

Wie ich mich für längere Läufe aufbaue ▶ Wie ich
mein Pensum steigern sollte ▶ Wie wichtig Trainings-
pausen sind ▶ Wie ich das Training variabler
gestalte ▶ Was ich tun kann, damit es auch bei Hitze
läuft ▶ Wie ich gut über den Winter komme

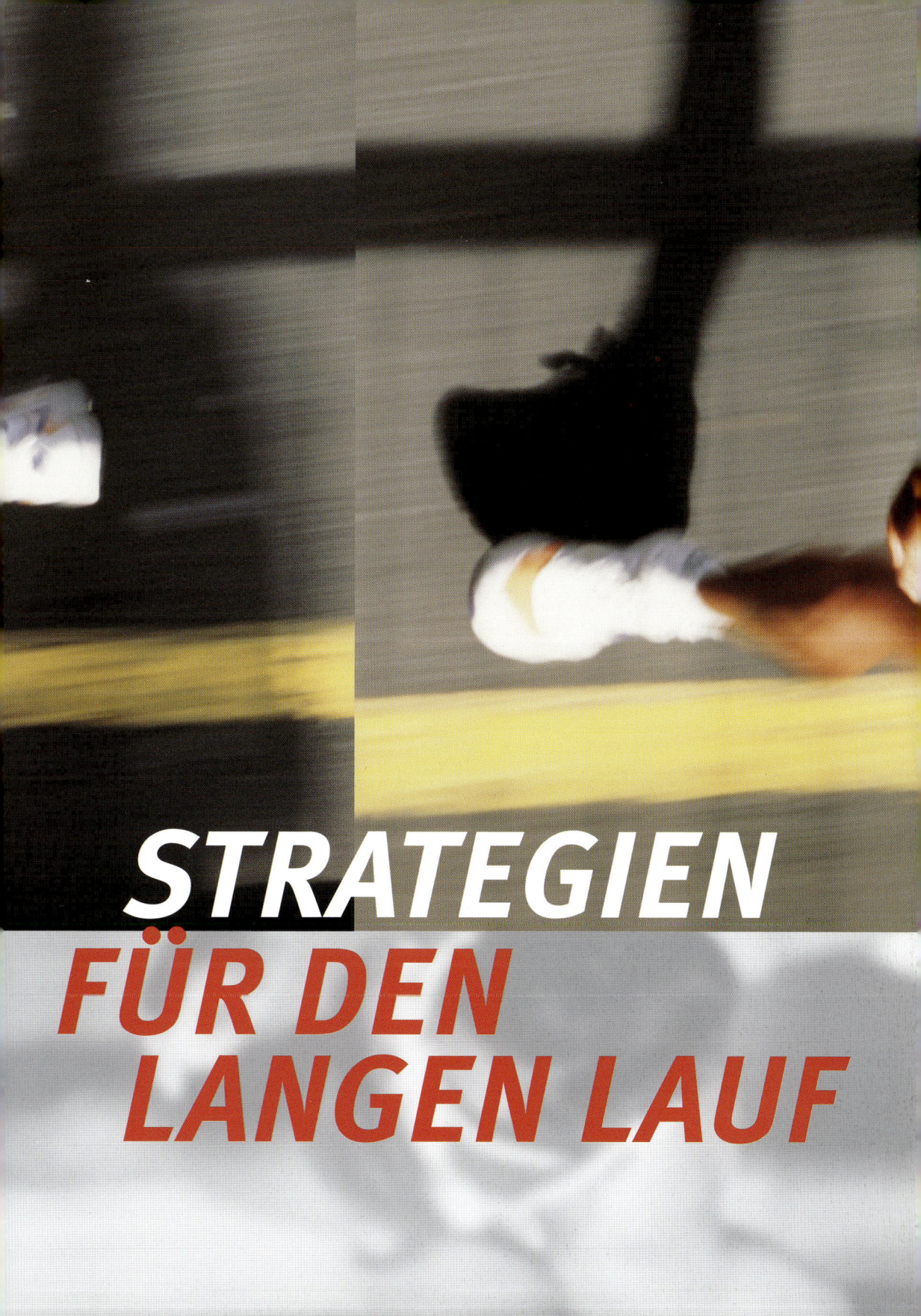

STRATEGIEN
FÜR DEN
LANGEN LAUF

Erste Erfolge

Wenn Sie rund drei Monate regelmäßig gelaufen sind, werden Sie feststellen, dass das Training immer leichter fällt. Gratulation, Sie sind kein Einsteiger mehr, Sie sind jetzt Läufer! Sie haben langsam ein gutes Fitnesslevel erreicht. Sicher wollen Sie Laufen nicht mehr missen.

Machen Sie jetzt aber keinen neuen Anfängerfehler. Vermutlich juckt es Sie manchmal, Sie möchten jetzt flotter laufen, schneller. Laufen Sie stattdessen lieber länger. Doch auch die Fähigkeit, längere Distanzen zu laufen, sollten Sie ganz allmählich aufbauen. Immer noch ist Geduld gefragt. Lassen Sie sich Zeit. Nehmen Sie sich Zeit.

Das gilt auch fürs Abnehmen. Fest steht: Je langsamer Sie abnehmen, desto größer ist die Chance, das neue Gewicht auch zu halten – langfristig.

Ein höheres Niveau erreichen

Monotonie stumpft ab. Das gilt auch für unseren Körper – und fürs Laufen. Eintönigkeit schadet nicht nur dem Spaß beim Laufen, sondern auch den gewünschten Trainingsfortschritten.

Wenn Sie immer nur dieselbe Strecke mit demselben Tempo unterwegs sind, werden Sie einen geringeren Trainingseffekt erreichen, als wenn Sie das Training variabel gestalten.

Das Geheimnis des Erfolgs liegt also in der richtigen Mischung der Trainingsmittel.

Das richtige Maß

Wenn Sie immer wieder neue Trainingsreize setzen, wenn Sie also eine bestimmte Reizschwelle überschreiten, kann und wird sich der Körper an ein höheres Niveau anpassen, und Ihr Leistungsvermögen wächst. Immer vorausgesetzt, die neuen Reize werden maßvoll gesetzt.

Wenn die Trainingsreize immer gleichmäßig, immer gleichartig und zu gering sind, stagnieren Sie in Ihrer Entwicklung. Das frustriert.

Zu starke Reize sind allerdings auch schädlich. Nach erfolgter Trainingsanpassung verschiebt sich auch die Reizschwelle. Steigern Sie die Belastung ganz allmählich. Und zwar in der folgenden Reihenfolge:

▶ Laufen Sie erst häufiger; statt dreimal wöchentlich vielleicht vier- oder gar fünfmal.
▶ Laufen Sie dann längere Strecken.
▶ Steigern Sie schließlich das Tempo.

Mehr Kilometer

Geduld! Wenn Sie Ihre Laufdistanz verlängern wollen, werden Sie bald feststellen, dass es manchmal einfach nicht so gut läuft wie normalerweise. Keine Panik! Respektieren Sie es, wenn Sie der Körper bremst. Vielleicht braucht er einfach noch ein bisschen Zeit, um sich dem höheren Niveau anzupassen.

60 Minuten am Stück laufen

Wenn Sie jetzt 30 Minuten beschwerdefrei durchlaufen, können Sie stolz auf sich und Ihre Leistung sein. Aber wetten, dass Sie irgendwann bestimmt auch einmal längere Distanzen laufen wollen? Denn das Laufen an sich wird immer müheloser, wenn Sie regelmäßig trainieren.

Jetzt beginnt Laufen langsam, Spaß zu machen. Laufen gibt Ihnen jetzt Selbstvertrauen und Energie. Und je länger Sie laufen können, umso mehr kurbeln Sie damit Ihren Stoffwechsel an.

30 Minuten sind schon sehr gut. Aber wenn Sie gar eine Stunde oder länger laufen können, geraten Sie in die wirklich interessante Dimension großer Fettverbrennung. Es wäre ideal, wenn Sie jede Woche in Ihre Trainingsroutine einen langen, langsamen Lauf einbauen – das bringt's.

Trainingspausen

Nehmen Sie sich weiterhin vor, dreimal wöchentlich zu laufen. Und nach wie vor sollten Sie Ihrem Körper zwischen zwei Lauftagen einen Tag Erholungspause gönnen.

Wenn Sie wirklich Fortschritte machen wollen, sollten Sie zunächst ein solides Fundament für Leistungszuwachs bauen. Geben Sie Ihrem Körper die Chance und die nötige Ruhe, sich anzupassen. Der Körper braucht diese Zeit zur Regeneration. Nur dann erzielen Sie auch die gewünschten Fitnessfortschritte.

Trainingssteigerung

Das Prinzip ist einfach: Sie legen Schritt für Schritt zu und bauen langsam, ganz allmählich, Stück für Stück, Ihre Ausdauer auf.

Vorsicht, Übertraining! Geben Sie Ihrem Körper zwischen den Trainingseinheiten Zeit zur Erholung.

▶ Sie laufen jede Woche mindestens dreimal. Planen Sie feste Tage ein. Machen Sie aus Ihrem Lauftraining eine Gewohnheit.

▶ Einmal (am besten am Wochenende) steht ein längerer Lauf auf Ihrem Trainingsplan. Steigern Sie sich von Woche zu Woche, bis Sie schließlich eine Stunde am Stück schaffen.

▶ Zusätzlich sollten Sie je nach Neigung noch einmal pro Woche Rad fahren, schwimmen, Seil oder Trampolin springen, inlineskaten (siehe dazu auch das Kapitel »Sportliche Seitensprünge« ab Seite 82).

▶ Empfehlenswert ist es auch, einmal wöchentlich in die Sauna zu gehen. Das steigert die Kondition ebenfalls und stärkt das Immunsystem.

▶ Zum Standardtraining sollte auch ein ausreichendes Stretching gehören.

60 Minuten laufen
Der Aufbauplan für die ersten zehn Wochen

▶ **1. BIS 3. WOCHE**
Laufen Sie an drei Tagen in der Woche weiterhin jeweils 30 Minuten.

▶ **4. WOCHE**
Laufen Sie zweimal 30 Minuten und einmal 35 Minuten.

▶ **5. WOCHE**
Laufen Sie einmal 30 Minuten, einmal 35 Minuten und einmal 38 Minuten.

▶ **6. WOCHE**
Laufen Sie einmal 30 Minuten, einmal 35 Minuten und einmal 40 Minuten.

▶ **7. WOCHE**
Laufen Sie einmal 30 Minuten, einmal 35 Minuten und einmal 45 Minuten.

▶ **8. WOCHE**
Laufen Sie einmal 30 Minuten, einmal 35 Minuten und einmal 50 Minuten.

▶ **9. WOCHE**
Laufen Sie einmal 30 Minuten, einmal 40 Minuten und einmal 55 Minuten.

▶ **10. WOCHE**
Laufen Sie einmal 30 Minuten, einmal 40 Minuten und jetzt auch einmal 60 Minuten.
Bravo, wenn Sie das geschafft haben!

Wenn es mal nicht so läuft

Brechen Sie nichts übers Knie. Wenn es mal nicht so läuft, machen Sie eine Pause.

An manchen Tagen läuft es vielleicht nicht so gut. Hören Sie auf die Signale Ihres Körpers. Stecken Sie, wenn nötig, zurück. Gehen Sie ruhig zwischendurch, wenn es nicht anders geht. Das macht doch nichts. Packen Sie erst dann neue Kilometer auf Ihr Trainingspensum, wenn Sie sich dabei auch wirklich wohl fühlen. Wenn Sie eine oder zwei Wochen hinter Ihrem Trainingsplan herhinken – na und? Bauen Sie sich Schritt für Schritt auf.

Laufen am Morgen

Wenn Sie vor dem Frühstück laufen, wird der Körper schneller auf Fettverbrennung umschalten müssen, weil Sie in diesem Fall seit dem Abend nichts mehr gegessen haben. Die Glykogenspeicher sind zwar nicht leer, aber doch unterversorgt.

Variable Trainingsgestaltung

Sie können jetzt immerhin schon eine Stunde am Stück laufen. Klasse. Die Grundlagenausdauer ist da. Wenn Sie

Ihr Pensum weiterhin kontinuierlich steigern wollen, nehmen Sie sich auch dafür ein paar Wochen Zeit.

Ziel ist es wiederum, neben kürzeren Läufen einen langen Lauf pro Woche zu absolvieren. Und bringen Sie Abwechslung in Ihr Trainingsprogramm. In der Tabelle auf Seite 80 finden Sie ein Beispiel, wie Sie das Training im 14-Tage-Rhythmus gestalten können. Sie wären danach ohne weiteres fit für den ersten Volkslauf.

Funktionelle Kleidung ist alles – »zu kalt« gilt dann nicht mehr!

Lauftraining im Winter

Wenn es draußen ungemütlich wird – Schnee, Matsch, Kälte, Glätte – hören bei vielen die guten Vorsätze auf. Sie würden am liebsten mit dem Training aussetzen. Trotzen Sie der Bequemlichkeit, und hören Sie nicht auf Ihre faulen Ausreden. Denn: Es gibt kein schlechtes Wetter, es gibt nur schlechte Kleidung.

Investieren Sie in moderne Funktionstextilien. Damit müssen Sie nicht frieren. Mit komfortablen Klamotten kann das Laufen gerade auch im Winter Spaß machen.

Trainingstipps

▶ Ziehen Sie sich zum Training funktionell, aber nicht allzu dick an, denn beim Laufen werden sie schnell warm.
▶ Ziehen Sie unbedingt lange Socken an, die wärmen Achillessehnen und Waden.
▶ Setzen Sie bei Kälte eine Mütze auf. Ziehen Sie Handschuhe an. Über unsere Extremitäten geht über die Hälfte der Körperwärme verloren.

▶ Denken Sie an Reflektoren an Ihrer Kleidung, wenn Sie auf der Straße laufen, damit man Sie bei früher Dämmerung nicht übersieht.
▶ Wärmen Sie die Muskulatur vor dem Lauf sorgfältig auf.
▶ Gehen Sie an kalten Wintertagen möglichst zum Training in den Wald, dort sind Sie besser vor Wind geschützt als auf freiem Feld.
▶ Legen Sie keine harten Sprints ein.
▶ Stehen Sie nach dem Training nicht lange herum. Ziehen Sie sich rasch etwas Trockenes an, sonst erkälten Sie sich.
▶ Vergessen Sie vor und nach dem Laufen die Stretchingübungen nicht.
▶ Wählen Sie als Alternative auch einmal Skilanglauf, das Training auf dem Laufband oder, wenn es trocken ist, das Radfahren.

Windchill

Wenn es bei Ihrem Winterlauf nicht nur kalt, sondern auch windig ist, sollten Sie den ersten Teil Ihres Trainingspensums immer gegen den Wind laufen. Auf dem Rückweg haben Sie den Wind dann im Rücken, und Ihr müder, schweißnasser Körper kühlt nicht so stark aus wie bei Windböen von vorn.

▶ **1. Woche**

Montag: Sauna
Dienstag: Trainingspause
Mittwoch: 45 Minuten ruhiger Dauerlauf (7 Kilometer)
Donnerstag: 60 Minuten Radfahren
Freitag: Trainingspause
Samstag: 50 Minuten Hügeldauerlauf (9 Kilometer)
Sonntag: 90 Minuten langsamer Dauerlauf (15 Kilometer)

▶ **2. Woche**

Montag: Sauna
Dienstag: Trainingspause
Mittwoch: 45 Minuten ruhiger Dauerlauf (7 Kilometer)
Donnerstag: Fitnessstudio
Freitag: Trainingspause
Samstag: 50 Minuten Dauerlauf, davon 5 Kilometer flott, mit 85 Prozent der HFmax (9 Kilometer)
Sonntag: 90 Minuten langsamer Dauerlauf (15 Kilometer)

Lauftraining im Sommer

Was im Winter gefehlt hat, kann jetzt leicht zu viel werden: Klettern die Temperaturen im Sommer über die 25-°C-Grenze, kommt man nicht nur leicht ins Schwitzen, sondern auch in Versuchung, das Training ausfallen zu lassen. Auch hier sind Disziplin und die richtige Vorbereitung gefragt.

Achtung: Wenn die Ozonwerte extrem hoch sind, verlegen Sie Ihr Training auf frühmorgens oder spätabends.

Trainingstipps

▶ Trinken Sie vor dem Laufen reichlich Apfelschorle mit magnesiumreichem Mineralwasser.

▶ Reduzieren Sie den harntreibenden Kaffeekonsum.

▶ Tragen Sie helle Laufkleidung (z. B. aus Coolmax), luftige Trikots, kurze Hosen und eventuell eine Kappe als Sonnenschutz.

▶ Tragen Sie dünne Synthetiksocken, die keine Falten werfen. Ansonsten drohen Blasen an den Füßen.

▶ Cremen Sie mögliche Reibestellen (unter den Armen, zwischen den Schenkeln) mit Vaseline ein. Kristallisiertes Salz vom Schweiß wirkt auf der

Haut wie Schmirgelpapier. Kleben Sie auch die Brustwarzen ab.

▶ Suchen Sie sich eine schattige Trainingsstrecke.

▶ Trainieren Sie nach dem Puls. Das gleiche Lauftempo fordert den Organismus bei Hitze viel mehr.

▶ Laufen Sie möglichst morgens oder abends.

▶ Füllen Sie nach dem Laufen Ihr Flüssigkeitsdefizit wieder auf (Mineralwasser, Apfelsaftschorle).

▶ Meiden Sie zwei Stunden lang nach nach dem Training Alkohol.

Das Runner's High

Manchmal hat man beim Laufen das Gefühl, gleich abzuheben. So leicht läuft es sich, so mühelos, so selbstverständlich. Man fühlt sich stark, leicht, elastisch, leichtfüßig und frisch. Eigentlich müsste man müde sein, man ist den ganzen Tag auf den Beinen gewesen. Aber man spürt die Beine kaum bei diesem Trainingslauf, auch nach einer knappen Stunde noch nicht. Man ist wie berauscht vom eigenen Tun.

Dieses Gefühl kann man benennen. Es ist unter dem Namen »Runner's High« bekannt.

Für diesen Laufrausch sind Endorphine verantwortlich, die der Mensch im eigenen Körper produziert. Biochemisch betrachtet haben Endorphine (endo, griech. = innerlich) verblüffende Ähnlichkeit mit dem Rauschstoff Morphin. Die Substanz befreit in kleinster Dosis von Schmerzen und erzeugt eine Art Glückszustand. Der Körper produziert die schmerzlindern-

de »Wohlfühldroge« Endorphin nur in extremen Situationen. Beispielsweise beim Bungeespringen oder beim Extrembergsteigen.

Wann werden Endorphine beim Laufen freigesetzt?

▶ Bei langen Läufen (nach etwa einer Stunde), wenn das Lauftempo gemäßigt ist

▶ Bei kurzen, aber sehr intensiven Läufen

Das bewegende Wohlgefühl hat der Arzt und Autor Dr. George Sheehan (»Die erste halbe Stunde laufe ich für meinen Körper, die zweite halbe Stunde für meine Psyche«) einmal als »Gipfelerlebnis des vollkommenen Friedens« charakterisiert. Unterwegs beim Laufen sei er oftmals außerordentlich kreativ und poetisch.

Vielleicht erklärt das, warum Läufer manchmal bekennen, sie seien nach dem Laufen geradezu süchtig – das ist keine bloße Übertreibung.

Der Endorphinspiegel erhöht sich auch bei Frauen, die gerade ein Kind zur Welt bringen – so schützt sich der Organismus auf natürliche Weise vor Stress und Angst.

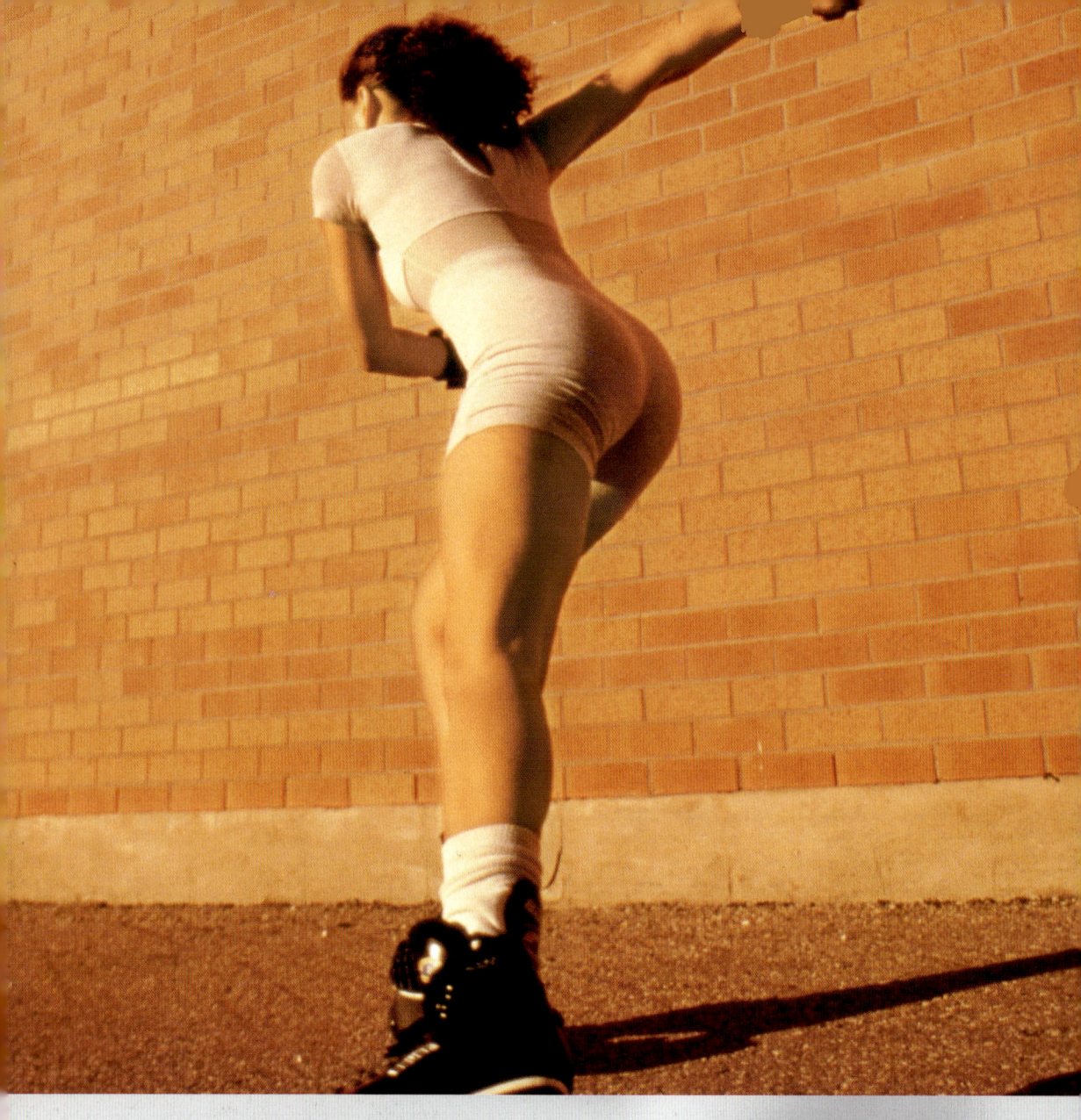

Wie ich die Fettverbrennung zusätzlich mobi-
lisieren kann ▸ Warum auch alternatives Training
empfehlenswert ist ▸ Die besten Alternativen zum
Laufen: Walking, Aerobic, Sauna, Aquajogging,
Schwimmen, Inlineskaten, Krafttraining

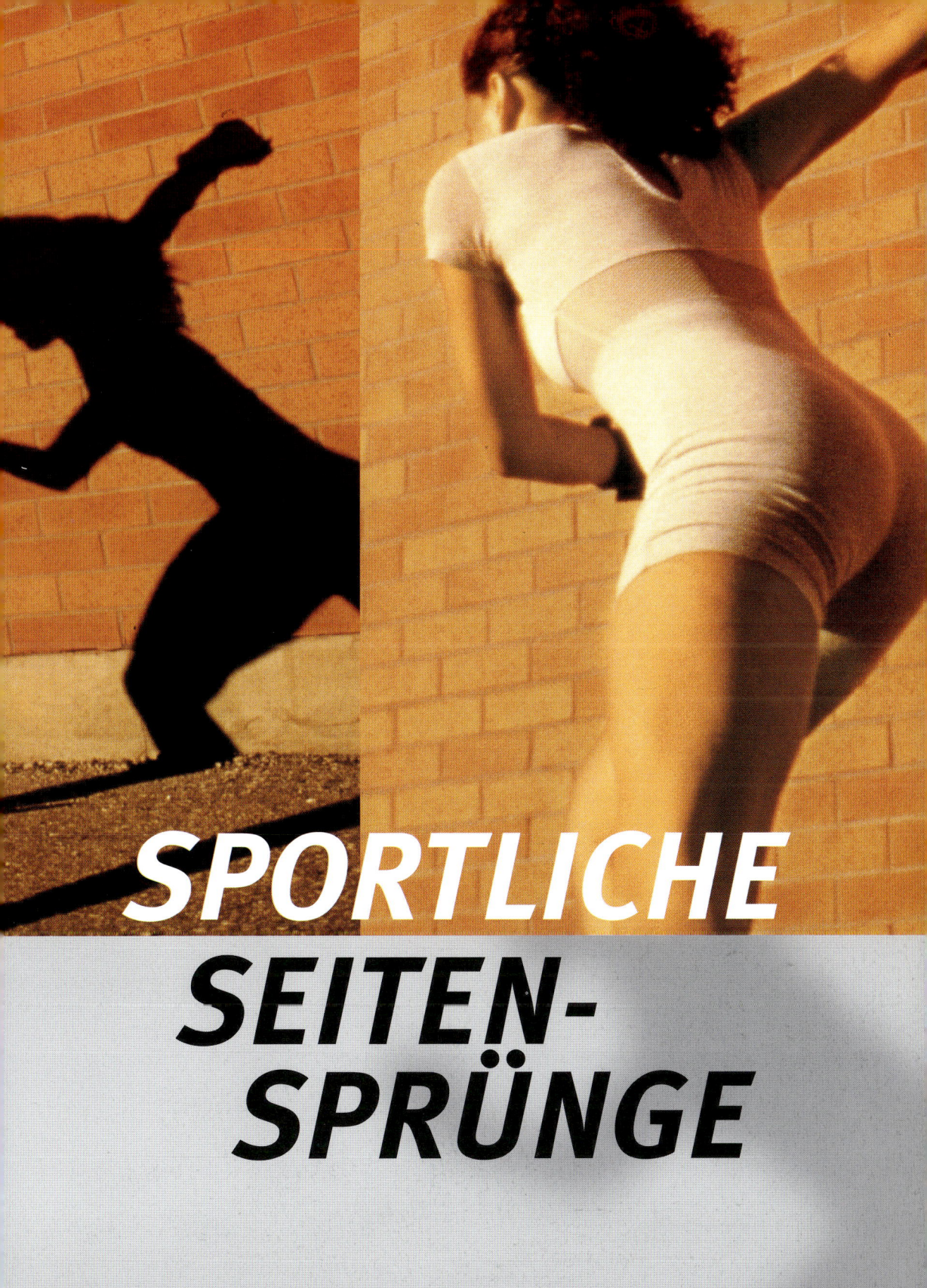

SPORTLICHE

SEITEN-
SPRÜNGE

Was sonst noch Fett verbrennt

Unbestritten ist Laufen also das ideale Training zum Abnehmen. Trotzdem sollten Sie Alternativen in Ihr Bewegungsprogramm einbauen. Sie laufen dann nicht Gefahr, sich einseitig zu belasten. Sie können der schlechten Witterung entkommen. Und außerdem macht Abwechslung Spaß. Der wichtigste Vorteil ist jedoch, dass durch Schwimmen, Radfahren, Aquajogging, Inlineskating oder Ropeskipping auch Muskelgruppen trainiert werden, die beim Laufen zu kurz kommen. Sie verbessern also nicht nur die Kondition, sondern auch Flexibilität, Kraft und Koordination.

Je vielseitiger, kräftiger und athletischer Ihr Körper ausgebildet ist, umso leichter vermeiden Sie Fehl- und Überbelastungen oder muskuläres Ungleichgewicht (Dysbalancen) – und umso geschickter wird Ihr Laufstil.

Bei dem gesunden Allroundsport Schwimmen werden fast alle Muskelgruppen bewegt. Er stellt deshalb eine optimale Ergänzung des Lauftrainings dar.

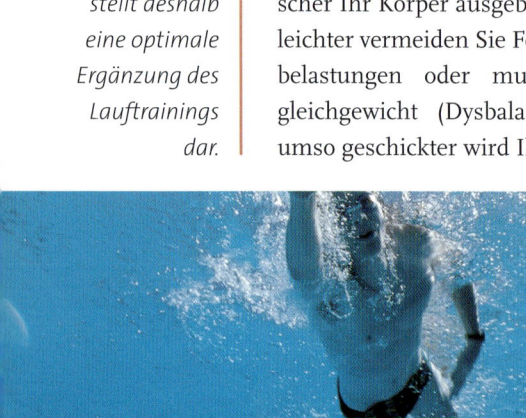

Noch eine wichtige Nebenwirkung des so genannten Crosstrainings: Die Verletzungsgefahr sinkt, weil mehr Raum für Regeneration bleibt.

Das Lauftraining ergänzen

▶ Sie bringen damit zusätzlichen Spaß in den Trainingsalltag, d.h., Sie verhindern Trainingsmüdigkeit. Sie erhalten neue Reize, neue Impulse, neue Motivation – kurz: neuen Schwung!

▶ Sie sorgen für zusätzliche Kraft. Die Muskulatur kann effizienter und besser arbeiten. Das erhöht die Ökonomie beim Laufen.

▶ Sie ermöglichen höhere Belastungen. Einseitiges Lauftraining birgt die Gefahr von Überbeanspruchung der Gelenke und Beinmuskulatur. Die Hauptmuskeln werden durch Hilfsmuskeln unterstützt.

▶ Sie fördern Ihre Fettverbrennung zusätzlich. Es ist eine ganz einfache Rechnung: Mit jeder Trainingseinheit mehr sind Sie natürlich auch mehr in Bewegung – und verbrennen auch mehr Kalorien.

Wenn Sie allerdings erschöpft sind oder wenn Sie das subjektive Gefühl von Übertraining verspüren, sollten Sie Ihren Körper nicht zusätzlich belasten. Geben Sie dem Körper dann lieber Zeit zur Regeneration.

VERBRAUCHTE KILOKALORIEN PRO STUNDE BEI

KÖRPERGEWICHT IN KG	50	60	70	80	100
Aerobic	350	375	400	500	560
Basketball	600	625	650	850	900
Bergwandern	240	270	300	360	450
Gartenarbeit	180	215	250	300	380
Gehen (3,0 km/h)	100	125	150	180	300
Gehen (5,0 km/h)	140	170	200	240	400
Gehen (6,5 km/h)	250	275	300	360	600
Golf	200	215	230	300	350
Hausarbeit	100	125	150	180	230
Inlineskating	480	520	560	720	800
Laufen (8,0 km/h)	240	270	300	360	450
Laufen (10,0 km/h)	315	380	450	550	700
Laufen (12,0 km/h)	520	560	600	750	1050
Radfahren (15,0 km/h)	220	260	300	360	450
Schwimmen (langsam)	240	270	300	360	450
Schwimmen (schnell)	550	600	650	950	1000
Sex (sehr aktiv)	230	250	270	350	450
Ski alpin	470	500	620	800	870
Skilanglauf	380	415	450	550	700
Tanzen (Rock/Disco)	200	215	230	300	380
Tanzen (Standard)	150	175	200	240	300
Tennis	240	270	300	360	450
Trekking (mit 10 kg Gepäck)	340	370	400	530	610
Treppensteigen	350	375	400	530	610
Volleyball	470	500	530	700	810
Walking (4,0 km/h)	140	155	170	210	320
Walking (7,0 km/h)	270	290	310	410	520

Die besten Alternativen

Wollen Sie Ihren Trainingsalltag spannender machen? Möchten Sie den Spaß beim Laufen erhalten und zusätzlich fördern? Können Sie pro Woche eine oder zwei zusätzliche Trainingseinheiten einrichten? Dann wählen Sie das Passende aus den folgenden Sportarten aus. Die Dauer Ihres Crosstrainings sollte mindestens 20 Minuten, besser 30 bis 40 Minuten betragen, zuzüglich Warm-up und Cool-down.

Walking

Der Vorteil des Walking ist, dass die Leistung besser als beim Laufen kontrolliert und vor allem dosiert werden kann. Der Trainingspuls steigt in der Regel nicht so rapide an und kann – gerade am Anfang – über einen längeren Zeitraum hinweg eingehalten werden. Dadurch verbessert sich die Grundlagenausdauer.

Laufband

Sind Sie schon mal auf dem Laufband unterwegs gewesen? Das kann ziemlich öde sein und langweilig werden. Schließlich gibt es unterwegs nichts zu sehen (es sei denn, Sie laufen vor Ihrem Fernseher), und Sie kommen nicht von der Stelle. Außerdem ist die Anschaffung nicht gerade billig. Ein gutes Gerät für zu Hause kann bis zu 3000 DM kosten. Doch ein Laufband hat auch seine Vorteile:

▶ Wenn es draußen düster, neblig, windig, regnerisch und kalt ist – wenn Sie das Training also eigentlich gerne sausen ließen

▶ Wenn Sie bei gleichbleibenden Bedingungen trainieren möchten

▶ Wenn Sie Ihren Partner in das Fitnessstudio begleiten möchten

▶ Wenn Sie Hügeltraining ohne hartes Bergablaufen simulieren wollen (der Steigungsgrad lässt sich bequem einstellen)

Trainingstipps

▶ Zunächst 10 Minuten locker warmlaufen

▶ Dann 10 Minuten intensiveres Tempo laufen

▶ Zum Schluss 10 Minuten auslaufen

Walking

Walking ist aufrechtes, lockeres, aber bewusstes und zügiges Gehen. Hier bewegen Sie sich ein bisschen schneller als beim Spazierengehen, ein bisschen langsamer als beim Jogging. Arme, Beine und Becken bewegen sich in einem gleichmäßigen, harmonischen Rhythmus.

Auf simple Weise wird der ganze Körper trainiert. Der betonte Armeinsatz steigert den Puls um 10 bis 15 Schläge pro Minute. Beim Walking werden zwar dieselben Muskelgruppen beansprucht wie beim Laufen, aber die Stauchbelastung ist wesentlich geringer.

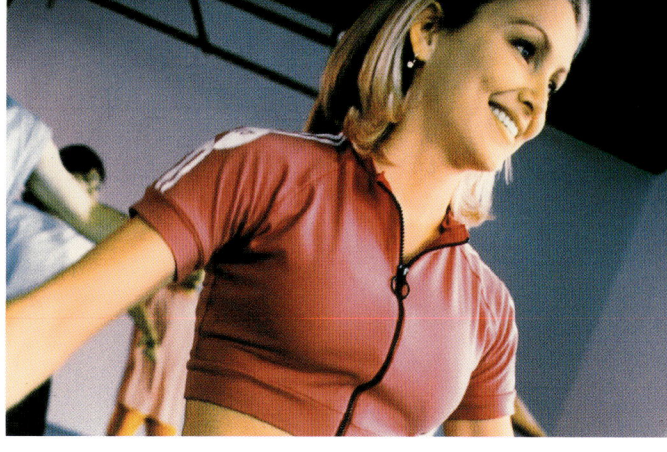

Trainingstipps

▸ Zum Aufwärmen vor dem Laufen, wenn Sie Ihren steifen, kalten Körper schonend in Gang kriegen wollen

▸ Beim Cool-down nach dem Lauftraining; je härter Sie laufen, umso empfehlenswerter, wenn Sie zum Schluss ein paar Minuten Walking anfügen

▸ Als Ersatz für das Laufen, wenn Sie sich nicht ganz wohl fühlen, aber Bewegung wollen oder brauchen

▸ Wenn Sie längere Laufdistanzen anstreben

▸ Während der Schwangerschaft

▸ Wenn Sie bergauf gehen (z. B. bei Kniebeschwerden)

Aerobic

Aerobic stellen sich die meisten immer noch so vor: Überlaute Wummermusik und temperamentvolle Trainer, die unermüdlich auf die Tube drücken. Manche törnt das ab. Besonders die Männer. Dabei könnten auch Läufer durchaus vom Aerobictraining profitieren. Es bietet eine interessante Abwechslung in einer völlig anderen Kulisse. Es kann zum Mitmachen und Durchhalten motivieren und vor allem Kondition aufbauen. Step-Aerobic beispielsweise ist eine perfekte Kombination von aerobem Training und Krafttraining.

Aerobic eignet sich als Ergänzungstraining zum Laufen vor allem aufgrund der folgenden Gesichtspunkte:

▸ Aerobic kann die Ausdauer enorm verbessern.

▸ Es kräftigt wichtige Muskelpartien (z. B. Oberschenkel, Bauch, Schultern).

▸ Es schult die gesamte Bewegungskoordination.

Beim Aerobictraining wird neben der Ausdauer vor allem die Koordinationsfähigkeit geschult.

Aquajogging

Die Heilkraft des Wassers, die Kultur der Badehäuser, sportive Aktivitäten (z. B. Wassertreten) – all das ist seit den alten Griechen, Römern und Azteken bekannt und beliebt. Vor ein paar Jahren wurde gesunder Wasserspaß unter dem Oberbegriff »Aquafitness« wieder hochgespült. Aquarobic, Hydropower, Aquastep – so heißen neue Disziplinen. Auch für Läufer gewinnt Aquajogging zunehmend an Bedeutung. Besonders bei oder nach Verletzungen bewährt Aquajogging sich als gelenkschonendes Aufbau- und Ausdauertraining, denn Sie prallen nicht auf den harten Untergrund auf.

Beim Aquajogging wird die gesamte Körpermuskulatur gekräftigt. Ein spezieller Auftriebsgürtel sorgt für

Aquajogging schont die Gelenke und eignet sich als vorsichtiges Aufbautraining besonders nach Verletzungen.

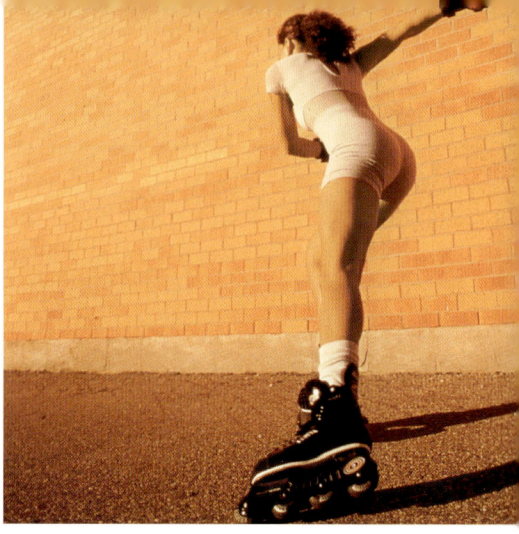

BILD LINKS: *Hocheffektiv: Inlineskating gehört zu den aeroben Langzeit-ausdauerdisziplinen.*
BILD RECHTS: *Die beim Krafttraining aufgebaute Muskelmasse hilft bei der Fettverbrennung.*

Adressen von Skateschulen bekommen Sie über den D.I.V., Tel. 0 6257 / 9 6236 oder im Internet unter www.d-i-v.de.

einen stabilen Schwebezustand im Wasser. So lassen sich die Bewegungs-abläufe des Laufens spielend nachvoll-ziehen. Ihre Herzfrequenz wird, je nach Wassertemperatur, geringer sein als an Land, und die Regeneration geht schneller.

Trainingstipps

Eine Trainingseinheit sollte anfangs nicht mehr als 20 Minuten betragen. Später können Sie Ihr Pensum erhö-hen. Nehmen Sie sich zunächst drei Intervalle vor:
▶ Knapp 10 Minuten im Wasser auf-wärmen
▶ 2 Minuten mit verschärftem Tempo laufen
▶ 2 Minuten in langsamem Jogging-rhythmus laufen

Schwimmen

Schwimmen macht fit und hält fit – das ist unbestritten. Beim Schwimmen werden zahlreiche Muskelgruppen (besonders die oft verspannten Schul-tern und die beim Laufen vernachläs-sigten Bauchmuskeln) trainiert; dazu werden gleichzeitig Ausdauer und Koordinationsfähigkeit geschult. Die Bewegung im Wasser stimuliert das Herz-Kreislauf-System, aber durch die relative Schwerelosigkeit im Wasser sind die Pulswerte geringer als beim Lauftraining.

Daneben härtet Schwimmen den Körper ab, stärkt das vegetative Ner-vensystem und das Immunsystem und ist – durch den Auftrieb – schonend für Gelenke und Wirbelsäule.

Trainingstipps

▶ Schwimmen Sie bis zu 1 Stunde lang. Machen Sie alle 5 Minuten 1 Mi-nute lang Tempo.
▶ Alternativ dazu können Sie auch 1/2 Stunde lang schwimmen. Zu-nächst 15 Minuten in ruhigem Tempo (zum Aufwärmen). Dann 2 Minuten fast so schnell wie Sie können. Dann immer abwechselnd 2 Minuten lang-sam, 2 Minuten schnell – 4 Intervalle. Später, nach einer Gewöhnungsphase, können Sie den Umfang natürlich noch steigern.

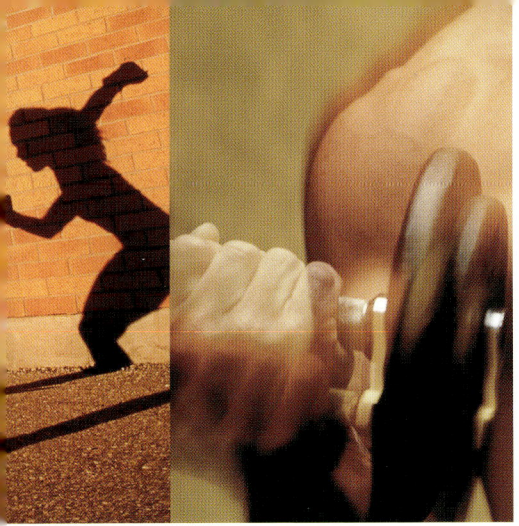

Inlineskating

Wer auf den neuen Modesport um-
steigt, kann auf rasante und spannen-
de Weise etwas für sich tun. Rund
zwölf Millionen Menschen haben hierzulande schon Gefallen am Inlineskating gefunden. Auch Sie könnten bald
locker 30 bis 40 Stundenkilometer
schaffen. Allerdings ist auch hier aller
Anfang schwer. Viele haben zunächst
Panik vor dem Bremsen. Deshalb empfiehlt es sich, die ersten Versuche, sich
auf vier Rollen fortzubewegen, bei einer Skateschule zu machen.

Trainingstipps

Regelmäßiges Inlineskaten eignet sich
hervorragend, um Herz und Kreislauf
fit zu halten. Die gleitende Bewegung
belastet die Fuß- und Kniegelenke
deutlich geringer als das Laufen. Sie
trainieren, ähnlich wie beim Radfahren, besonders die Beinmuskulatur
(Quadrizeps). Durch das notwendige
Pendeln der Arme wird aber auch die
Armmuskulatur trainiert, die ebenfalls
wichtig für das Laufen ist. Allerdings
dürfen Sie die Sturzgefahr nicht unter-
schätzen. Der Schutz mit Helm, Ellbo-
gen-, Knie- und Handgelenkschonern
ist äußerst wichtig.

Krafttraining

Wer gezielt mit Hanteln an seinen
Muskeln arbeitet, stärkt Physis und
Psyche. Und Sie wissen ja: Je mehr
Muskulatur Sie haben, umso mehr
Fett können Sie verbrennen – denn
Fett verbrennt nur in der Muskulatur.
Das richtige Workout
kann nicht nur Ihren
Körper, sondern Ihre ge-
samte Lebenseinstellung ver-
ändern. Über eine durch
Krafttraining verbesserte Fi-
gur und Körperhaltung ge-
winnen viele Menschen an Vi-
talität und Selbstsicherheit.
Es schadet also nichts, wenn
Sie sich in einem Fitnessstu-
dio anmelden und sich pro-
fessionell anleiten lassen.

Wählen Sie beim Krafttraining die Gewichte immer so,
dass Sie locker 15 Wiederholungen schaffen. Bei dieser
Frequenz ist auch das Verhältnis von
Zuwachs an Kraftausdauer zur Fettverbrennung optimal. Muskeltraining eignet sich im Prinzip für jeden und wird
umso wichtiger, je älter Sie werden.

Muskeltraining

**Mit den Jahren verlieren
wir Muskelmasse – das ist
erwiesen. Dieser Prozess
beginnt etwa mit Mitte
30. Wir wissen: Fett ver-
brennt nur in den Mus-
kelzellen. Je mehr Mus-
keln Sie wieder aufbauen,
umso besser funktioniert
der Stoffwechsel, und
umso größer ist die Zahl
Ihrer »Fettverbrennungs-
öfen«.**

Denn Jahr für Jahr bildet sich ganz allmählich die Muskelmasse zurück. Gerade deswegen ist es wichtig, die Muskulatur mehrmals pro Woche zu belasten, um sie kräftig und mobil zu halten.

Muskeltraining stimuliert die Produktion des Wachstumshormons Somatotropin. Es wird nur zweimal täglich von der Hypophyse ausgeschüttet: ein bis zwei Stunden nach Beginn der Tiefschlafphase und kurz vor dem Aufwachen. Das Hormon regt das Gewebewachstum an, erhöht die Grundspannung der glatten Muskulatur, die Festigkeit des Muskelgewebes und die Flexibilität; es baut Muskelmasse auf und sorgt für das Wachstum von Knochen und Organen.

Rebouncing

Hinter dem hochtrabenden Wort verbirgt sich nichts anderes als Trampolinspringen auf einem Minimodell. Der Sportfachhandel bietet die kleinen Geräte ab etwa 100 DM an.

Hüpfen Sie ruhig ohne große Überlegungen drauflos. Es geht ganz leicht. Beim rhythmischen Spiel mit der Schwerelosigkeit werden Sie nicht nur Müdigkeit und Verspannungen los. Sie trainieren gleichzeitig 80 Prozent Ihrer Muskeln, ohne die Gelenke und Bänder zu strapazieren. Zehn Minuten Rebouncing bringt etwa so viel wie 30 Minuten Joggen.

Der Vorteil des Minitrampolins: Zehn Minuten Rebouncing haben einen ähnlichen Trainingseffekt wie 30 Minuten Jogging.

Ropeskipping

Früher nannten wir das einfach Seilspringen. Jetzt feiert das alte Kindervergnügen unter dem hippen Namen »Ropeskipping« fröhliche Urständ – und wurde zum neuen Fitnesstrend. Der unscheinbare Springsport ist unaufwändig, aber sehr effektiv. Sportmediziner empfehlen Skipping als regelmäßiges Mini-Workout, weil es spielerisch Kraft, Koordination und Kondition verbessert. Anders als bei anderen Fitnesssportarten kann es kaum zu Überbelastungen kommen: Wer keine Kraft mehr hat, bleibt irgendwann einfach im Seil hängen.

Trainingstipps

Seilspringen ist ein flotter Fatburner: Pro Minute verbrennen Sie rund 10 Kilokalorien pro Kilogramm Körpergewicht. Außerdem ist es ein preiswerter Spaß: Die Seile kosten etwa 20 DM.

▸ Anfänger sollten pro Durchgang 10- bis 20-mal springen und anschließend jeweils 1 Minute Pause machen. 3 bis 5 Sätze.

▸ Fortgeschrittene bringen es pro Satz auf 30 Jumps.

Sie können mit geschlossenen Beinen springen (Sprunghöhe: etwa 3 bis 5 Zentimeter), auf Zehenspitzen mit geöffneten Beinen (seitlicher Straddle) oder jeweils auf einem Bein (seitlicher Leglift).

Regelmäßige Saunabesuche sind eine nützliche Ergänzung für das Ausdauertraining, besonders wenn die Muskeln verspannt sind.

▶ Saunagänge bauen Stresshormone ab.

▶ Saunagänge wirken reinigend und entschlackend.

▶ Saunagänge sind entspannend und erfrischend.

▶ Der Serotoninspiegel wird erhöht.

▶ Der Stoffwechsel kommt auf Touren.

▶ Die Haut wird besser durchblutet.

▶ Der Wechsel zwischen Hitze und abruptem Temperatursturz wirkt wie ein Training der Blutgefäße.

▶ Der Puls kann um bis zu 50 Prozent steigen. Dabei wird das Herz jedoch nicht allzu sehr strapaziert, weil in der Hitze die Gefäße erweitert sind.

Diese Saunaregeln sollten Sie beachten:

▶ Ein Saunabad braucht Zeit – mindestens zwei Stunden.

▶ Saunieren Sie nicht hungrig oder mit vollem Magen.

▶ Duschen Sie vorher, und trocknen Sie sich ab, denn trockene Haut schwitzt schneller.

▶ Halten Sie sich kurz, aber intensiv in der Saunakabine auf. Acht bis zwölf Minuten reichen. Optimal sind drei bis vier Gänge. Zwischendurch empfehlen sich Wasseraufgüsse.

▶ Setzen Sie sich ein bis zwei Minuten vor dem Verlassen der Saunakabine aufrecht hin, damit sich der Blutkreislauf stabilisieren kann.

▶ Abkühlen beginnt an der frischen Luft. Ein Kaltwasserguss mobilisiert den Kreislauf.

▶ Fußbäder mit wechselnder Temperatur (warm beginnen, kalt abschließen), verstärken das Gefäßtraining.

▶ Während des Saunabades sollten Sie nichts trinken, weil sonst der Effekt des Entschlackens verloren geht.

▶ Nach der Sauna sollten Sie sich keinen sportlichen Belastungen mehr aussetzen.

▶ Wer mehrmals in der Woche saunabadet, kann das Ritual auf zwei oder nur einen Gang reduzieren.

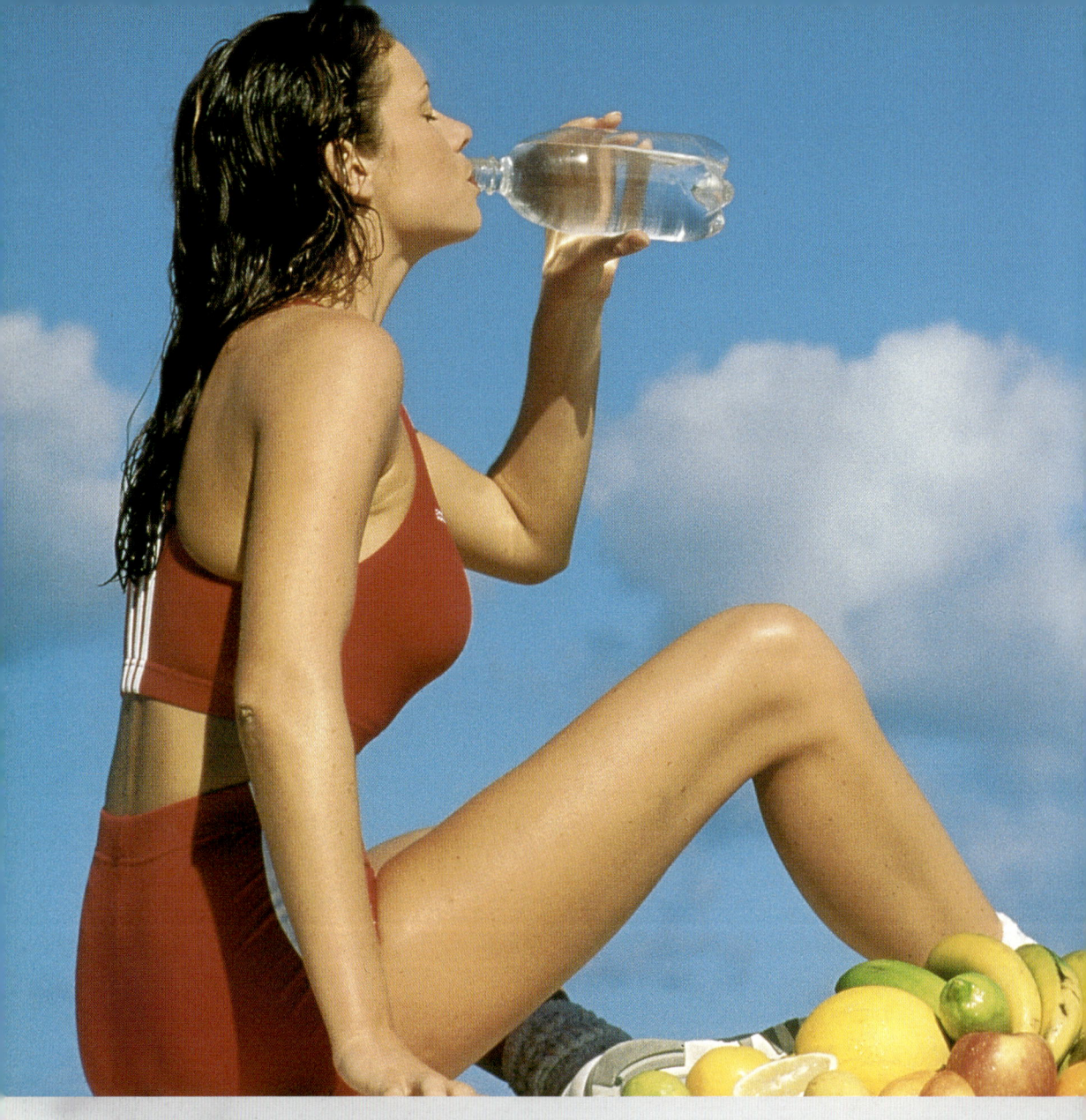

Wie ich mich fit essen kann ▸ Welche Essgewohnheiten ich mir aneignen sollte ▸ Wann Fett
fett macht ▸ Wie durch kleine Tricks die Pfunde
purzeln ▸ Mit welchen Fatburnern ich meine Fettverbrennung zusätzlich ankurbeln kann

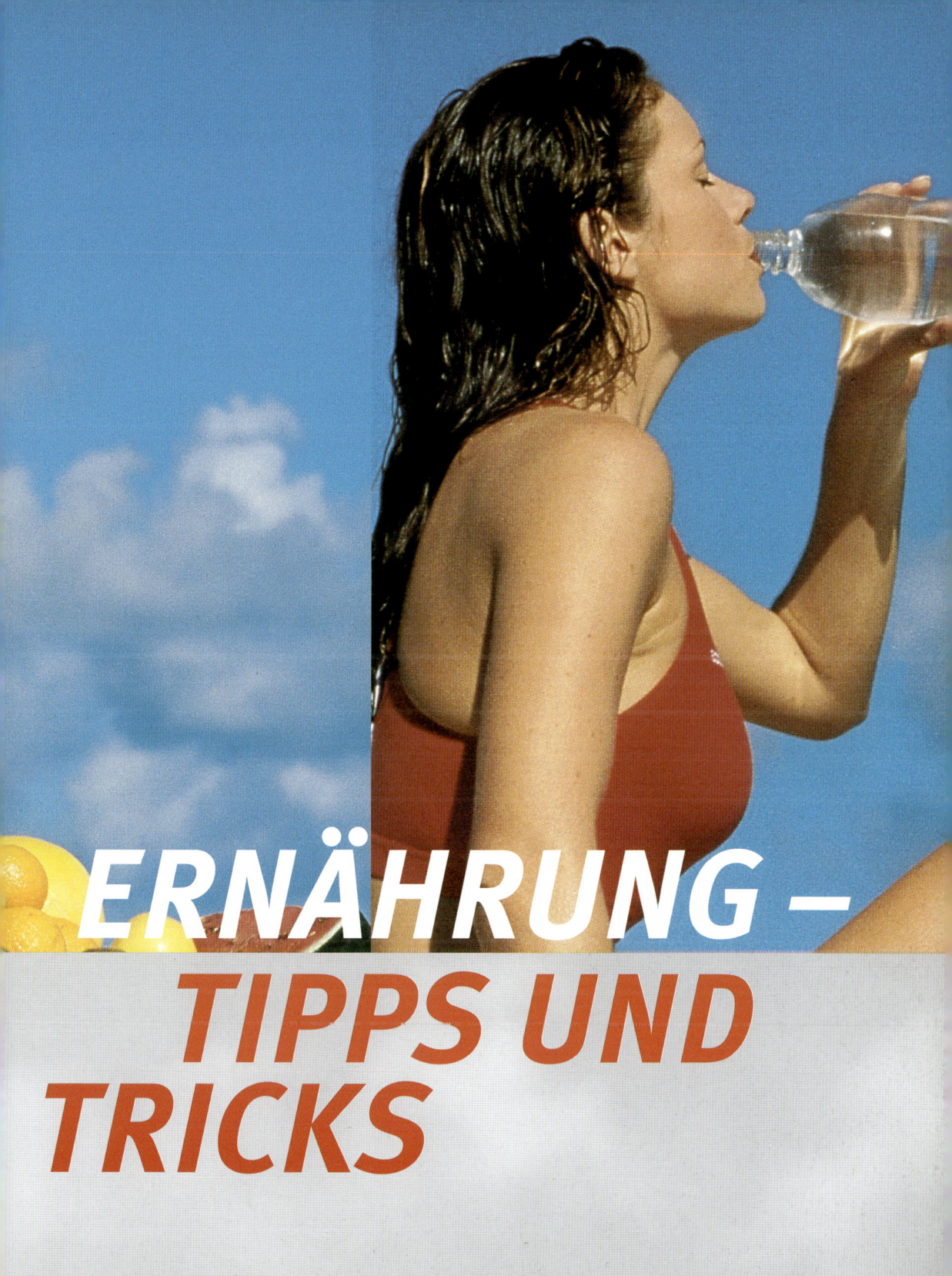

ERNÄHRUNG –
TIPPS UND TRICKS

Essen und schlank werden

Wer schlank sein und es bleiben will, muss essen. Wer hungrig ist, sollte essen. Das ist normal. Es ist nicht normal, zu darben oder gar zu hungern.

Diäten sind Unsinn und unmöglich durchzuhalten. Wer mehr Leistung von seinem Körper will, muss ihm geben, was er braucht – so simpel ist die Versorgungsformel für körperliche Bestform. Dann hören auch das zwanghafte Ans-Essen-Denken und das öde Kalorienzählen auf.

Eine Ernährung, in der man leistungsfähig bleibt und für immer die Form hält, ist weniger kompliziert, als die meisten meinen. Alles wird gut, wenn Sie viel Obst und Gemüse essen, häufiger Fisch, weniger Fleisch, dafür mehr Kartoffeln, Nudeln, Reis oder Brot. Dies ist schon wegen der Ballaststoffe wichtig, die den Darm füllen und für eine gute Verdauung sorgen.

Ein Speiseplan, der fit macht und fit hält

Der ideale Speiseplan sollte zu 55 bis 60 Prozent aus Kohlenhydraten, zu etwa 25 bis 30 Prozent aus Fett und zu rund 10 bis 15 Prozent aus Eiweiß bestehen. Diese Verteilung ist mit einer abwechslungsreichen Mischkost ohne große Umstände zu erzielen.

Die meisten Krankheiten werden direkt durch unsere Lebensweise bedingt. Sie sind demnach durch mehr Bewegung wie beispielsweise Fitnesstraining vermeidbar. Aber auch eine falsche Ernährung spielt bei der Entstehung von Krankheiten eine große Rolle. Sie ist Hauptursache für Arteriosklerose, Herzinfarkt, Diabetes mellitus, Magen-Darm-Erkrankungen und vermutlich auch für verschiedene Arten von Krebserkrankungen. Und im besonderen Maß ist sie natürlich verantwortlich für Übergewicht.

Die richtigen Essgewohnheiten

Wer schlank werden und bleiben will, muss richtig essen. Das funktioniert nur durch die Kultivierung einer bewussten Ernährung und neuer Essgewohnheiten. Dazu gehört beispielsweise auch die Freude am Essen. Wer nur das Beste vom Besten einkauft, wird beim Essen nicht gedankenlos schlingen, sondern langsam genießen. Der Ernährungswissenschaftler Nicolai Worm meint: »Füllige genießen das Essen nicht, sondern stopfen es rasch und gedankenlos in sich hinein. Sätti-

---

Ohne Treibstoff keine Energie, ohne Energie keine Bewegung – so einfach ist das. Nur der richtige Treibstoff gibt die nötige Energie, die Sie für Ihr Lauftraining brauchen. Eine gesunde, ausgewogene und kontrollierte Ernährung sind der Schlüssel zu Fitness und einem dauerhaft schlanken Körper.

Bei vielen ist das Wissen um vernünftiges Essen durch eine jahrelange falsche Ernährung verloren gegangen. Sie können Ihre natürlichen Instinkte wieder aktivieren, wenn Sie sich an die folgenden Regeln halten:

▶ Ich höre mit dem Diäthalten auf.

▶ Ich identifiziere meinen Hunger: Wann habe ich Hunger? Worauf habe ich Appetit?

▶ Es gibt für mich keine verbotenen Lebensmittel mehr.

▶ Ich esse alles langsam, kaue gründlich, schmecke das Essen bewusst und genieße es.

▶ Ich habe ein Recht auf Essen.

▶ Ich achte darauf, dass die Nahrungsmittel, die ich essen möchte, immer ausreichend vorhanden sind. Auf diese Weise verschwindet der Zwang zum Aufessen, und ich kann aufhören, wenn ich satt bin.

▶ Ich bin zufrieden mit kleinen Erfolgen. Rückschläge analysiere ich und lerne daraus.

▶ Ich beobachte meine Essmuster.

gungsgefühle ignorieren sie. Sie mampfen, bis der Teller leer ist – und dann rechnet ihnen das schlechte Gewissen jeden Bissen vor.«

Kontrolliert essen

▶ Essen Sie langsam. Der Magen meldet das Sättigungsgefühl erst nach gut einer Viertelstunde.

▶ Kauen Sie gut. Die Verdauung beginnt schon im Mund. Kauen Sie also möglichst jeden Bissen rund 20-mal. Sie werden so auch schneller satt.

▶ Vermeiden Sie schnelles Essen im Stehen.

▶ Essen Sie bewusst, nicht nebenbei beim Fernsehen.

▶ Aufessen muss nicht sein. Wenn Sie satt sind, lassen Sie den Teller stehen, auch wenn Mama früher etwas anderes gepredigt hat.

▶ Wiegen Sie sich regelmäßig – aber nur einmal pro Woche und immer auf derselben Waage.

▶ Sie müssen nicht immer alles aufessen, nur weil sich jemand dadurch gekränkt fühlen könnte, wenn Sie Essen übrig lassen.

▶ Essen Sie nicht, wenn Sie keinen Hunger haben.

Lust auf Süßes? Mit einem Apfel können Sie Hungergefühle leicht bremsen.

Fett – Fit- oder Dickmacher?

Völlig ohne Fett kommt der Körper nicht aus. Aber meiden Sie unnötige Fettfallen.

Fett ist nichts Schlechtes. Fett ist sogar wichtig. Es verleiht vielen Speisen ihren guten Geschmack. Es transportiert wertvolle Vitamine und die essenziellen Fettsäuren, die für den Aufbau von Nerven und Gehirnzellen unentbehrlich sind. Fett ist Polstermaterial und Wärmespender. Die Fettmoleküle (Triglyzeride) sind eine geballte Kraft, eine konzentrierte, nahezu unerschöpfliche Energiequelle. Ein Gramm Fett liefert neun Kilokalorien – mehr als doppelt so viel wie Kohlenhydrate und Eiweiß. Früher konnten jene, die viel Speck angesetzt hatten, Notzeiten besser überstehen. Heute herrscht in den Industrieländern der westlichen Welt ein Nahrungsüberschuss, und der segensreiche Speicher unter der Haut ist zum Fluch für Millionen von Menschen geworden.

Da hilft es nur, Ballast abzuwerfen, fettärmer zu leben. Weniger Fett in unserem Essen bedeutet letztlich weniger

Die zwölf goldenen Ernährungsregeln

▶ Vielseitig essen, aber nicht zu viel.

▶ Würzig essen, aber nicht zu salzig.

▶ Wenig Süßes essen, stattdessen mehr Obst und Trockenfrüchte.

▶ Ballaststoffreich essen (Naturreis, Müsli, Vollkornbrot) statt Nahrungsmittel aus Weißmehl.

▶ Täglich Milch und Milchprodukte (Käse) verzehren, damit eine ausreichende Versorgung mit Kalzium, Eiweiß und B-Vitaminen gewährleistet ist.

▶ Weniger Fleisch und Eier essen.

▶ Zweimal wöchentlich Fisch essen.

▶ Viel trinken! Wenn Sie abnehmen wollen, sollten es täglich zwei bis drei Liter sein (Wasser, verdünnte Säfte, Früchtetees).

▶ Clever einkaufen: auf ökologischen Anbau achten.

▶ Alle Nahrungsmittel schonend zubereiten. Gemüse nicht zu lange lagern und nicht zu lange kochen.

▶ Bewusst genießen, statt hektisch oder nebenbei zu schlingen.

▶ Stets auf den Fettgehalt und versteckte Fette achten.

Fett auf den Rippen – und in den Gefäßen. Gewicht verlieren und dafür Lebensfreude, Vitalität und Energie gewinnen. Zum Lohn gehört auch ein geringeres Krankheitsrisiko und damit ein vermutlich längeres Leben.

»Gutes« und »böses« Fett

Fett ist nicht gleich Fett. Vom chemischen Aufbau her sind alle Fette gleich. Sie bestehen aus Glyzerin und drei Fettsäuren. Doch diese Fettsäuren können sehr unterschiedlich sein.

▶ Gesättigte Fettsäuren stecken in tierischen Produkten. Unser Körper kann sie selbst bilden.

▶ Ungesättigte Fettsäuren muss die Nahrung liefern.

Es kommt also auf die Auswahl an. Die für uns hochwertigen ungesättigten Fettsäuren sind in der Regel weich und flüssig und meist pflanzlicher Herkunft (Gemüse, Nüsse, Samen, Oliven). Lein-, Soja-, Distel-, Maiskeim- und Sonnenblumenöl liefern lebenswichtige Bausteine für Hormone und Abwehrstoffe. Raps- und Olivenöl wirken günstig auf den Cholesterinspiegel. Wir sollten also möglichst oft Nahrungsmittel zu uns nehmen, die mit Pflanzenölen zubereitet sind.

Achtung – verstecktes Fett!

Leider reicht es nicht aus, das Brot dünner mit Butter zu bestreichen, wenn man Fett vermeiden möchte. Es gibt jede Menge Lebensmittel, die versteckte Fette mit überwiegend gesättigten Fettsäuren enthalten:

▶ Fettes Fleisch (Hackfleisch)
▶ Gänseschmalz
▶ Frittierte Gerichte (z. B. Pommes frites)
▶ Cremespeisen
▶ Dicke, fettige Saucen, Dressings, Mayonnaise
▶ Kuchen, Süßigkeiten

Vorsicht vor dem Prädikat »light«

Auch so genannte Lightprodukte sind nicht automatisch fettarm. Light oder leicht sagt lediglich aus, dass dem Produkt etwas entzogen wurde (z. B. Zucker oder Koffein). Selbst die Behauptung »30 bis 40 Prozent verringerter Fettgehalt« heißt nicht fettarm. Entscheidend ist immer die Angabe über den Fettgehalt in 100 Gramm Trockenmasse (F. i. Tr.) auf dem Zutatenetikett.

So sparen Sie Fett

▶ Kaufen Sie nur fettarme Käsesorten (beispielsweise Harzer Käse, Huttenkäse oder Kochkäse).
▶ Ersetzen Sie süße Sahne (32 Gramm Fett) durch Buttermilch (0,5 Gramm Fett) und Crème double (40 Gramm Fett) durch fettarmen Kefir (enthält nur 1,5 Gramm Fett).

Frische Ware

Kochen Sie wenn möglich selbst. Kaufen Sie frische Lebensmittel ein, kaufen Sie clever ein, nehmen Sie sich Zeit beim Einkaufen. Meiden Sie Fertigprodukte, wenn es geht. Die enthalten oft mehr Fett, Zucker und auch Natrium, als gut für den Körper ist. Studieren Sie beim Einkaufen auf jeden Fall die Zutatenliste.

Achtung:
Hier können
Sie Fett ein-
sparen! Mög-
lichkeiten
dazu gibt es
unzählige.

▶ Wählen Sie magere Fleisch- und Wurstsorten (Geflügelwurst, Lachsschinken, Roastbeef, Gemüse-Puten-Wurst, Fleisch in Aspik).

▶ Schneiden Sie die sichtbaren Fettränder vom Fleisch ab.

▶ Verwenden Sie Streichfett, besonders Butter, nur sparsam.

▶ Pinseln Sie beschichtete Pfannen nur mit Öl aus. Gießen Sie das Fett nach dem Anbraten von Fleisch aus der Pfanne.

▶ Legen Sie sich statt Käse und Wurst öfter mal Gurken, Radieschen und Tomaten aufs Brot.

▶ Verwenden Sie statt Crème fraîche lieber Joghurt oder püriertes Gemüse, um Saucen zu binden.

▶ Setzen Sie statt Fett mehr Gewürze und frische Kräuter als Geschmacksträger auf den Speiseplan.

▶ Wenn's süß sein muss: Essen Sie statt Butterkeksen lieber Russisch Brot. In den Buchstabenkeksen steckt nur ein Zehntel so viel Fett wie in den meisten anderen Knabbereien.

▶ Wenn's Pikantes zum Knabbern sein muss: Essen Sie statt Erdnüssen, die sage und schreibe zur Hälfte aus Fett bestehen, lieber die fast fettfreien Salzstangen.

▶ Essen Sie statt Mousse au chocolat (16 Gramm Fett) lieber Gummibärchen, die gar kein Fett enthalten, und statt Schokolade (30 Gramm Fett) Mohrenköpfe (0,2 Gramm Fett).

Das richtige Frühstück

Ein Powerfrühstück, das Ihnen die nötige Kraft für den Tag gibt, sollte aus einer Kombination von Getreide, Früchten und einem Eiweißträger bestehen. Im Klartext bedeutet das: Müsli mit Milch, Molke, Joghurt oder Buttermilch, frische Früchte oder auch Trockenobst.

Es ist natürlich am besten, wenn Sie Ihr Müsli selber mixen, da Fertigmüslis meist viel Zucker zugesetzt ist. Das Gleiche gilt auch für Cornflakes & Co. Wer nicht auf Fertigprodukte verzichten möchte, sollte wenigstens zu-

ckerarme und ballaststoffreiche Sorten kaufen. Die Zutaten müssen der Menge nach aufgeführt werden. Je weiter vorne der Zucker aufgeführt ist, umso mehr ist im Produkt enthalten. Auch hinter den Begriffen Glukose, Maltose, Dextrose, Fruktose und Saccharose verbirgt sich nichts anderes als Zucker.

Energie für den ganzen Tag

Immer noch besser als ein zu süßes Müsli ist da schon die Frühstücksschnitte aus Vollkorn. Im Vergleich zu Weißbrot oder (Weißmehl-)Brötchen

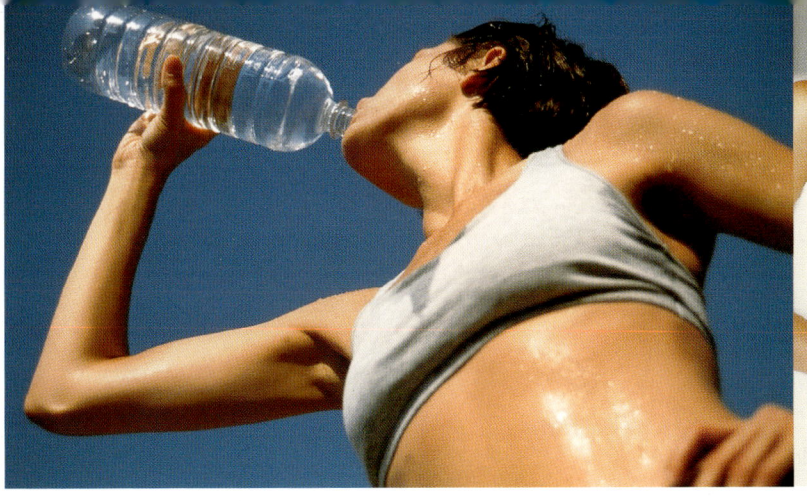
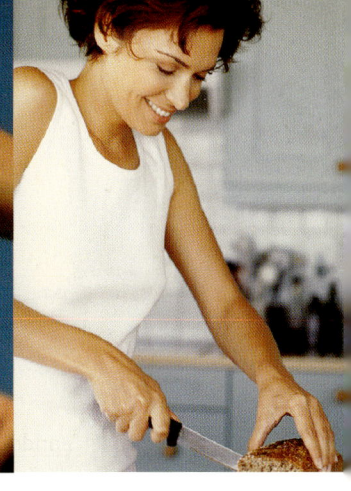

Viel trinken!
Die ausreichende Wasserzufuhr beim Sport macht nicht nur
leistungsfähiger, sondern hilft auch, Stoffwechselendprodukte auszuscheiden
und Laktat abzubauen.

Gesund essen!
Vollkornprodukte sollten
ganz oben auf dem täg-
lichen Speiseplan stehen.

enthält sie die vier- bis fünffache Menge an Vitaminen, Mineralstoffen und Spurenelementen. Dazu gehören z. B. B-Vitamine und Magnesium – Stoffe, die für die Kopfarbeit überaus wichtig sind –, aber auch Eisen und Kalzium sowie Ballaststoffe, die die Verdauung fördern. Die langkettigen Kohlenhydrate des Vollkorngetreides gehen nur ganz allmählich ins Blut über. So halten sie den Blutzuckerspiegel konstant, machen satt und liefern Langzeitenergie.

Der weitere Vorteil einer Vollkornmahlzeit (Müsli, kerniges Brot) ist, dass das kräftige Kauen die venösen Geflechte im Schädel entstaut, sie löst also Blockaden in unserer Denkzentrale. Das Mahlen und Zupacken der Zähne stärkt außerdem das Selbstbewusstsein und gibt somit den nötigen Biss für den Tag.

Trinken nicht vergessen!

Die Bedeutung des Wassers für unseren Körper wird immer noch unterschätzt. Dabei bestehen fast zwei Drittel des Körpers aus Wasser – und das Blut sogar zu 90 Prozent.

▶ Wasser ist die Substanz, die für die gesunde Funktion von Herz, Kreislauf und Nieren zuständig ist.

▶ Wasser ist das elementare Kühlmittel für den Motor unseres Stoffwechsels und sorgt bei warmem Wetter (als Schweiß) dafür, dass die Betriebstemperatur stets im grünen Bereich bleibt.

▶ Wasser schmiert die Gelenke und bettet Gewebe und Organe ein.

▶ Wasser löst die Nährstoffe auf und transportiert sie über das Blut zu allen Körperzellen und Organen.

▶ Wasser hilft bei der »Müllentsorgung«. Es schwemmt die Stoffwechsel-

Wer abnehmen will, sollte täglich mindestens zwei Liter Mineralwasser oder verdünnte Fruchtsäfte trinken.

Bananen sind als Snack unschlagbar. Sie enthalten viel Kalium, Magnesium, Vitamin A und C sowie verschiedene B-Vitamine.

▶ **SICH NICHTS VERBIETEN**

Alles, was verboten ist, gewinnt an Reiz. Gönnen Sie sich ruhig einen Schokoriegel – aber mehr nicht.

▶ **AUF DEN MAGEN HÖREN**

Ignorieren Sie Ihr Hungergefühl nicht, sonst rächt sich der Organismus mit Heißhunger.

▶ **NUR ESSEN, WAS MAN MAG**

Ein gut trainierter Essinstinkt ist ein verlässlicher Wegweiser zu gesunder Ernährung.

▶ **LANGSAM ESSEN**

Es dauert etwa 15 bis 25 Minuten, ehe der Magen Sättigungssignale an das Gehirn sendet. Legen Sie zwischendurch immer wieder einmal das Besteck aus der Hand, wenn Sie sich nicht unnötig vollstopfen wollen.

▶ **MEHR BEILAGEN ESSEN**

Nicht dem Fleisch gebührt der größte Platz auf dem Teller, sondern den Beilagen. Diese Verteilung gewährleistet eine optimale Nährstoffversorgung.

▶ **MIT DER NATUR GEHEN**

Frisches, naturbelassenes Obst und Gemüse der Saison ist in der Regel richtig reif und hat genügend Sonne getankt, um den vollen Gehalt an Vitaminen und Mineralstoffen zu entwickeln.

▶ **PFLANZLICHE NAHRUNG BEVORZUGEN**

Pflanzliche Nahrung enthält die meisten gesundheitsfördernden Substanzen und ist dabei ausgesprochen fett- und kalorienarm. Zum einen haben die in Obst und Gemüse enthaltenen Ballaststoffe (Pektine) im Magen-Darm-Trakt eine fettbindende Wirkung. Zum anderen macht pflanzliche Nahrung schneller satt.

▶ **ZU SPÄTES ABENDESSEN VERMEIDEN**

Unser Organismus verübelt uns nächtliche Schlemmereien nach 21 Uhr, da die Verdauung sich verzögert.

reste (Kohlendioxid, Milchsäure) aus, die dann über die Nieren durch den Urin ausgeschieden werden.

In gewissem Sinn ist Wasser also das wichtigste unserer Nahrungsmittel – die Quelle unseres Lebens.

Die Rolle des Wassers beim Fettabbau

Wenn der Organismus Fett verbrennt, fallen reichlich saure Stoffwechselprodukte an, die abtransportiert werden müssen. Damit die Nieren auf Hochtouren arbeiten können, sollten wir mindestens zwei Liter kalorienarme Flüssigkeit täglich zu uns nehmen. Am besten eignen sich natürliches und mit Kohlensäure versetztes Mineralwasser, stark verdünnte Obstsäfte (z. B. Apfelschorle), Trinkmolke, Gemüsesäfte, Kräuter- und Früchtetees oder grüner Tee.

Die nötige Wassermenge, die der Körper braucht, wird durch das Durstgefühl reguliert. Wenn beispielsweise die Blutkonzentration verdünnt werden muss, wird das durch einen trockenen Mund signalisiert. Oft werden solche Zeichen aber zu spät erkannt. Müdigkeit, Konzentrationsmangel und Kopfschmerzen sind oft Folge von Wassermangel im Körper.

Auf Kaffee und Matetee sollte weitgehend verzichtet werden, da Koffein harntreibend ist und Sie so nur noch mehr Flüssigkeit verlieren. Wer auf Kaffee ganz und gar nicht verzichten kann, muss täglich zusätzlich mindestens acht Glas Wasser trinken.

Trinken nach dem Laufen

Auf keinen Fall sollten Sie Ihren ersten Durst mit Limonaden oder gar alkoholischen Getränken löschen. Nach großen Anstrengungen empfiehlt sich Mineralwasser oder Apfelsaft mit Wasser in einem Mischungsverhältnis von 1 zu 3.

Mit einem erfrischenden Bier sollten Sie mindestens zwei Stunden warten, weil gerade die Leber nach körperlicher Anstrengung ohnehin stark belastet ist.

> ### Fünfmal täglich
>
> **So einfach ist es, fünfmal täglich Obst und Gemüse zu essen: frisches Obst ins Müsli, ein Glas Gemüsesaft (am besten frisch gepresst), gedünstetes Gemüse als Beilage, frisches Obst als Pausensnack und eine nicht zu kleine Portion Salat.**

Der Entschlackungstag

Gönnen Sie Ihrem Körper einmal pro Woche eine Entlastung. Treten Sie beim Essen kürzer. Nehmen Sie nur Nahrung zu sich, die leicht verdaulich ist und den Organismus entschlackt und entlastet. Verzichten Sie mal ganz auf Kaffee, Alkohol und Süßigkeiten. Geben Sie Ihrem Stoffwechsel gewissermaßen einen Urlaubstag. Am besten eignet sich dafür das Wochenende, denn nicht nur der Körper, auch Ihre Seele soll mal einen Tag Ferien nehmen. Die Effekte der Blitzkur liegen auf der Hand: Durch die vermehrte Wasserausscheidung werden auch Schlacken und Giftstoffe, die sich im Gewebe, in den Zellen und in den Gelenken angesammelt haben, ausgespült. Besonders die Nieren werden entlastet, die Haut wird glatter, die Haare glänzender.

Wenn Sie Ihrem Körper etwas gönnen wollen, verwöhnen Sie ihn einen Tag lang nur mit frischem Obst und viel Wasser.

So funktioniert ein Obsttag

Essen Sie Obst über den ganzen Tag verteilt. Sie können beispielsweise Äpfel in den verschiedensten Variationen zu sich nehmen:

▶ Morgens ein Glas Wasser mit zwei Esslöffeln Apfelessig und ein Apfelmüsli (mit Magerjoghurt)

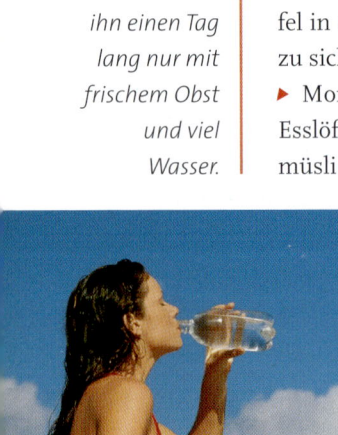
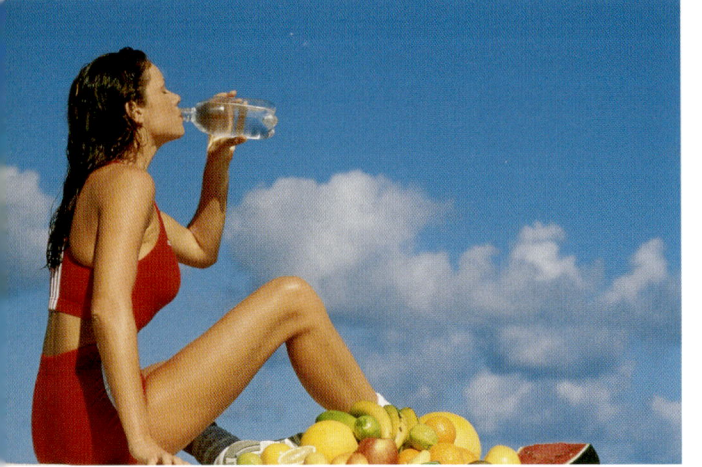

▶ Zwischendurch einen geschälten Apfel mit etwas Zitronensaft
▶ Mittags wieder den Apfelessigdrink und eine Portion Apfel-Sellerie-Salat
▶ Abends erneut den Apfelessigdrink und zwei geriebene Äpfel mit Zitronensaft und einer Prise Zimt

Nehmen Sie sich Zeit. Essen Sie nur so viel, bis Sie ein leichtes Sättigungsgefühl verspüren. Trinken Sie aber auf jeden Fall gut zwei Liter Wasser oder Kräutertee dazu.

So funktioniert ein Safttag

Eine besondere Ruhepause für den Körper stellt auch der Safttag dar, an dem ein Liter Obst- und ein Liter Gemüsesaft in fünf Portionen über den Tag verteilt getrunken werden dürfen. Besonders wertvoll ist Tomatensaft, weil er viele Antioxidanzien enthält.

Die Säfte sollten in kleinen Schlucken getrunken und mit weiteren eineinhalb Liter Wasser ergänzt werden.

Die besten Fatburner

Hungern oder Crashdiäten bringen garantiert keinen Erfolg. Auf Dauer nützt es nichts, nur Kalorien zu sparen. Wer schlank bleiben will, muss mehr Kalorien verbrennen. Die Fettverbrennung lässt sich mit ganz natürlichen Mitteln stimulieren und in Gang setzen: mit lipolytischen Substanzen, die auch als Fatburner bekannt sind. Fatburner sind keine geheimnisvollen Wunderwaffen, sondern Vitalstoffe, die den nötigen Zündfunken für die Bildung hilfreicher Hormone liefern. Sie sind immer schon Teil unseres genetischen Programms. Wir müssen sie bloß wecken und clever nutzen.

▶ Jod – der Zündfunke

Jodmangel macht dick. Wenn unserem Körper Jod fehlt, fehlt der Treibstoff für unseren Stoffwechselmotor, die Schilddrüse. Das Schilddrüsenhormon Thyroxin dient als Zündfunke für die Fettverbrennung. Es besteht aus Jod und der Aminosäure Tyrosin, die in Milchprodukten, Käse, Seefischen und Soja steckt.

▶ Magnesium – der Organisator beim Fettabbau

Der Mineralstoff Magnesium organisiert die Sauerstoffversorgung der Zellen – und damit auch die Fettverbrennung. Denn ohne Sauerstoff verbrennt kein Fett. Magnesium ist zwar in Bananen, Nüssen, Samen, Kernen, Kartoffeln und auch in Käse enthalten – doch leider nicht in ausreichendem Maß. Es empfiehlt sich daher, das Leistungsmineral Magnesium pur (täglich 300 bis 600 Milligramm) zuzuführen.

▶ Karnitin – der Fetttransporteur

Dieser wichtige Eiweißstoff transportiert das Fett zur Verbrennung aus dem Blut in die Zellen. Leider produziert der Körper nur eine geringe Menge Karnitin – und das auch nur dann, wenn ausreichend Vitamin C, Eisen und Vitamin B6 zur Verfügung stehen. Den höchsten Gehalt an Karnitin weisen Lammfleisch, Geflügel und Milchprodukte auf.

▶ Zink – der Brennofenproduzent

Zink baut Eiweißstrukturen, also Muskeln auf und stimuliert zusammen mit Eiweiß den Körper zur Produktion von Testosteron – dem Hormon für innere Kraft und Antrieb. Wenn Sie sich oft lustlos und schlapp fühlen, kann die Ursache auch ein zu niedriger Testosteronspiegel sein. Täglich 15 Milligramm Zink können für mehr Power sorgen.

▶ Methionin – ein weiterer Fetttransporteur

In der Fettverbrennung mischt die Aminosäure Methionin mehrfach mit: u. a. beim Abtransport der Fette zur Verbrennung und bei der Bildung von Stresshormonen, die schließlich zehren. Methionin steckt in Leber, Eigelb, Geflügel, Sojaprodukten, Fisch, Käse, Joghurt und Linsen.

▶ Taurin – ein Helfer bei der Fettverdauung

In den Werbeversprechungen für Energydrinks verleiht der Eiweißstoff Taurin Flügel. Er hilft der Hirnan-

Schön scharf!

Gewürze verbessern nicht nur Aroma und Geschmack von Speisen, sie sind auch ausgesprochen gesund, weil sie so genannte sekundäre Pflanzenstoffe enthalten, die antibakteriell und antioxidativ wirken. Würzen Sie scharf. Chili, scharfer Senf & Co. können den Stoffwechsel um bis zu 25 Prozent steigern.

hangsdrüse, Hormone auszuschütten. Dazu gehört vor allem das Wachstumshormon, das eine fettschmelzende Wirkung besitzt. Taurin spielt auch im Gallensäurestoffwechsel, also bei der Fettverdauung, eine Rolle. Der Schlankmacher steckt beispielsweise in Leber, Krabben und Muscheln.

▶ Noradrenalin – die Energiespritze

Das positive Stresshormon Noradrenalin sorgt dafür, dass besonders viel Fett in Energieschübe umgewandelt wird, die es uns ermöglichen, sofort Höchstleistungen zu erbringen.

Wenn Noradrenalin gebraucht wird, wird es von den Nebennieren in die Blutbahn ausgeschüttet und landet blitzschnell in der Fettzelle, um sofort Fett für die Energiegewinnung »abzusaugen«.

▶ Somatotropin – der Erneuerer

Somatotropin ist ein in der Hirnanhangsdrüse (Hypophyse) gebildetes Wachstumshormon, das während des Schlafs für die Erneuerung von Körpergewebe sorgt.

Diese gewaltige Arbeit kostet natürlich Energie – Energie, die aus der Fettverbrennung kommt. Für ein reibungsloses Funktionieren muss auch hier hochwertiges Eiweiß zur Verfü-

gung stehen, außerdem die Vitamine C und B6 sowie die Spurenelemente Zink und Mangan.

▶ Glukagon – der Gegenspieler des »Dickmachers« Insulin

Glukagon wird in der Bauchspeicheldrüse gebildet. Seine Produktion ist abhängig von einer regelmäßigen hochwertigen Eiweißzufuhr (Joghurt und Quark, Fisch, Geflügel, Lamm, mageres Rindfleisch). Das Hormon sorgt dafür, dass Fett aus den Fettspeichern gesaugt und zur Energiegewinnung herangezogen wird.

»Californian Nightburner«

Essen Sie vor dem Schlafengehen einen (kleinen!) Happen Eiweiß pur (Roastbeef, Hähnchenfleisch, Forellenfilet, Tofu). Trinken Sie frisch gepressten Zitronensaft dazu. Die Zitronensäure wandelt das Eiweiß in Aminosäuren um, die über das Blut zur Hirnanhangsdrüse strömen. Die Produktion der Wachstumshormone kommt dabei auf Hochtouren.

Der Fett-weg-Check

Der nebenstehende Test hilft Ihnen dabei, die wichtigsten Regeln für das tägliche Fettsparen anzuwenden. Er wurde von dem Ernährungsberater und Sportmediziner Jack L. Groppel aus Orlando, Florida, entwickelt, der u. a. Tennisstars wie Michael Chang und Monica Seles berät.

Zinkbedarf

Beim Joggen verbrauchen Sie sehr viel Zink und Magnesium. Diese Stoffe sind entscheidend bei der Synthese von Eiweißsubstanzen. Jeder Läufer sollte deshalb besonders auf seinen Zinkhaushalt achten – beispielweise durch eine gezielte Nahrungsergänzung (15 bis 30 Milligramm täglich).

Checkliste – weg mit dem Fett

Wie Sie Ihren Fettabbau ganz einfach in den Griff kriegen

▶ Ich habe ein gesundes und vollwertiges Frühstück zu mir genommen.

▶ Ich habe heute Morgen heiß-kalt geduscht.

▶ Ich habe gezielt gegessen, um meine körperliche und geistige Leistungsfähigkeit auf ein hohes Niveau zu bringen.

▶ Ich habe immer nur kleine Happen gegessen und die Mahlzeiten auf mindestens fünf kleinere Portionen verteilt.

▶ Ich habe mindestens ein fettarmes Milchprodukt gegessen.

▶ Ich habe zweimal Obst gegessen.

▶ Das Fett, das ich gegessen habe, bestand zum größten Teil aus ungesättigten Fettsäuren (z. B. Olivenöl).

▶ Ich habe heute mindestens eineinhalb bis zwei Liter Wasser oder verdünnte Obst- und Gemüsesäfte getrunken.

▶ Ich habe so wenig raffinierten Zucker wie möglich gegessen (d. h. wenig Bonbons, Schokolade und Kuchen).

▶ Ich habe zum Dessert nein gesagt.

▶ Ich habe auf Gebratenes verzichtet.

▶ Ich habe sehr wenig (unter einem Teelöffel) Mayonnaise oder Salatdressing gegessen.

▶ Ich habe meinen Koffeinkonsum auf etwa zwei bis drei Tassen Kaffee bzw. Tee reduziert.

▶ Ich habe höchstens ein Colagetränk oder eine Limonade (0,33 Liter) getrunken.

▶ Ich habe das Essen – wenn überhaupt – mit nur wenig Salz gewürzt.

▶ Ich habe mir nur ein kleines alkoholisches Getränk gegönnt.

▶ Ich habe mindestens zwei Portionen Gemüse gegessen.

▶ Ich habe auf die Nährstoffangaben auf den Nahrungsmitteln geachtet.

▶ Ich bin mindestens eine halbe Stunde lang zügig spazieren gegangen.

▶ Ich habe reichlich Ballaststoffe (Kartoffeln, Gemüse) gegessen.

▶ Ich habe nur fettarmes Fleisch (z. B. Huhn ohne Haut) gegessen.

▶ Ich habe wenig Butter oder Margarine (unter einem Teelöffel) gegessen.

▶ Ich habe nie Durst aufkommen lassen.

▶ Ich habe nicht mehr als 120 Gramm Rind- oder Schweinefleisch gegessen.

▶ Ich habe heute Crunches gemacht.

▶ Ich bin heute mindestens 30 Minuten lang gelaufen.

▶ Ich habe Krafttraining gemacht.

▶ Ich habe mit Genuss gegessen.

▶ Ich habe bewusst gegessen.

▶ Ich habe mir Zeit für das Essen genommen und in Ruhe gekaut.

▶ Meine Essgewohnheiten hatten nur positive Auswirkungen auf meinen Schlaf.

Die wichtigsten Fitnessbegriffe

ADIPOSITAS Gesundheitsgefährdendes Übergewicht, Fettleibigkeit

AEROB Ein Training, das so locker ist, dass Sie nicht außer Atem kommen. Die Belastung ist nur so hoch, dass die Muskeln bei der Energiegewinnung immer gut mit Sauerstoff versorgt sind

ANAEROBE SAUERSTOFFSCHULD Die Belastung ist so anstrengend, dass die Muskeln über ihre normale Kapazität hinaus belastet werden und nicht mehr ausreichend mit Sauerstoff versorgt werden können

AUSDAUER Die körperliche und geistige Fähigkeit, sich gegen Ermüdungserscheinungen zu wehren, in Verbindung mit der Erholungsfähigkeit

BODYMASS-INDEX (BMI) Maßstab zur Beurteilung des Körperbaus. Maßeinheit für den Körperfettanteil, angegeben in Körpergewicht (Kilogramm) geteilt durch Körperlänge (Meter) im Quadrat

BROCA-INDEX auf den französischen Chirurg Pierre Paul Broca (1824–1880) zurückgehende Formel zur Bestimmung des Sollgewichts in Kilogramm: Körpergröße (Zentimeter) – 100 = Normalgewicht (Kilogramm); Normalgewicht minus zehn Prozent = Idealgewicht

CHOLESTERIN Wichtigster Fettbegleitstoff in tierischen Lebensmitteln, wird aber auch im menschlichen Körper selbst gebildet und ist Bestandteil von Zellmembranen und Nervenstrukturen. Sehr hohe Cholesterinwerte erhöhen das Risiko für Arteriosklerose und Herzinfarkt

DIÄT griech.: Diaita = gesunde Lebensweise

ENZYME Spezialisierte Eiweiße, die Stoffwechselvorgänge im Orga-

Nur wer in Bewegung bleibt, verbennt Fett und erhält seinen Körper auf lange Sicht gesehen fit, schlank und gesund.

nismus ermöglichen, lenken oder beschleunigen

FETTCALIPER Fettmessgerät zur Bestimmung der Hautfaltendicke; anhand entsprechender Tabellen kann hieraus der Körperfettanteil ermittelt werden

GLUKOSE Kleinster Baustein der Kohlenhydrate; so genannter Blutzucker

GLYKOGEN Speicherform der Kohlenhydrate (Glukose) in den Zellen der Leber und in der Muskulatur

GRUNDUMSATZ Minimaler Stoffwechselablauf in Ruhestellung

HERZFREQUENZ Anzahl der Herzschläge pro Minute

HYPERTONIE Krankhafte Erhöhung des Blutdrucks

HYPERTROPHIE Volumenzunahme einer Zelle, beispielsweise der Muskelzelle, wodurch sich der Muskel insgesamt vergrößert

HYPOTONIE Zu niedriger Blutdruck

INSULIN Hormon, das in der Bauchspeicheldrüse produziert wird und den Fettstoffwechsel beeinflusst. Behindert die Fettmobilisierung, fördert die Fettaufnahme

KILOKALORIE Berechnungsgrundlage für den Brennwert der Nahrung. Beispiel: 1 Gramm Zucker hat 4,1 Kilokalorien, 1 Gramm Fett 9 Kilokalorien

KÖRPERFETTANTEIL Gesamtes Körperfett bezogen auf das Körpergewicht

LAKTAT Salz der Milchsäure, das durch den Abbau von Kohlenhydraten in Abwesenheit von Sauerstoff entsteht und sich in der Muskulatur ansammelt. Daraufhin hemmt die Übersäuerung der Zellen die chemischen Reaktionen, die für die Energiegewinnung zuständig sind

LEPTIN Botenstoff der Fettzellen, verhindert die Überladung der Fettzelle mit Fett, senkt den Appetit, baut Fettgewebe ab

LIPOLYSE Fettfreisetzung aus Fettgewebe im Rahmen des Stoffwechsels

MAXIMALPULS Altersabhängiger Höchstsollwert der Herzfrequenz. Etwa 220 Schläge minus Lebensalter

MITOCHONDRIEN Kraftwerke der Zellen – hier findet die Energiegewinnung durch Verbrennung von Fettsäuren statt

OXIDATION Verbindung eines Elements mit Sauerstoff bzw. Entzug eines Wasserstoffatoms; im Allgemeinen als Verbrennung bezeichnet

PRONATION Einknicken des Fußes nach innen bei jedem Laufschritt; leichtes Pronieren ist physiologisch normal

Nur mit dem für Sie optimalen Trainingspuls erreichen Sie Ihr individuelles Trainingsziel.

PROTEIN Eiweißmolekül; Bausubstanz für Zellen

REGENERATION Wiederherstellung der Leistungsfähigkeit und Belastbarkeit des Organismus

SÜSSHUNGER Heißhunger auf kohlenhydratreiche Nahrung

STOFFWECHSELAKTIVATOREN Vitamine, Enzyme, Hormone, Mineralstoffe, die Stoffwechselvorgänge und die Energiegewinnung aus Nährstoffen ermöglichen

SUPINATION (Unterpronation) Dabei wird der äußere Fußrand beim Laufen besonders belastet; beim Abdrücken kippt der Fuß nach außen. Ist leicht zu erkennen an den im Vor- und Mittelfußbereich außen abgelaufenen Sohlen

TRAININGSEFFEKT Anpassung des Körpers an Trainingsbelastungen

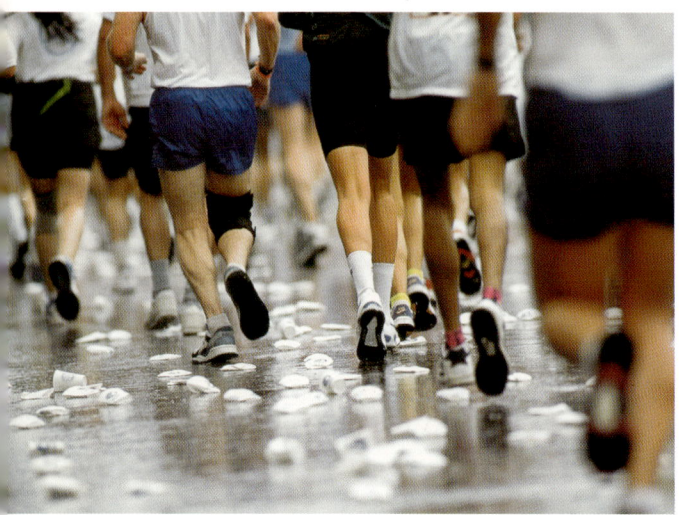

THYROXIN Schilddrüsenhormon, das die Steigerung des Energiegrundumsatzes bewirkt

ÜBERPRONATION Der Fuß knickt beim Laufen übermäßig stark nach innen; hier sollte die Wahl der Schuhe (gerade Leisten, verstärkte Mittelsohle) für Ausgleich sorgen

ÜBERTRAINING Zwischen zwei Belastungsphasen wird keine ausreichend lange Erholungsphase eingehalten; es kommt zur Schwächung des Organismus. Sie erkennen Übertraining u. a. an einem höheren Ruhepuls und Leistungsabfall

VITALSTOFFE Wirkstoffe wie Vitamine, Hormone, essenzielle Fett- und Aminosäuren, die für lebenswichtige Funktionen nötig sind

VO$_2$MAX Maximale Sauerstoffaufnahme. Kriterium der Ausdauerleistungsfähigkeit

ZIVILISATIONSKRANKHEITEN Beispielsweise degenerative Herz-Kreislauf-Erkrankungen, Bluthochdruck, Herzinfarkt. Sie werden durch Verhaltensweisen wie Bewegungsmangel, Stress und Umwelteinflüsse (Ozon, Smog) in ihrer Entstehung begünstigt

Ob Marathon oder kurze Joggingrunde nach einem anstrengenden Arbeitstag, ob bei Regen oder Sonnenschein, ob auf Asphalt oder im Wald: Laufen erfreut sich immer größerer Beliebtheit.

Literatur

Bailey, Covert: Fett verlieren, Form gewinnen. Meyer & Meyer Verlag, Aachen 1997

Engels, Tanja/Neumann, Bernd: Optimal trainieren. Südwest Verlag. 4. Auflage, München 2001

Fischer, Joschka: Mein langer Lauf zu mir selbst. Kiepenheuer & Witsch Verlag. Köln 1999

Griffith-Joyner, Florence/Hanc, John: Laufen für Dummies. mitp-Verlag. Bonn 1999

Hamm, Michael: Powerfood für Spitzenleistung. Südwest Verlag. München 2001

Helberg, Dörte: Die FIT FOR FUN Basic-Diät. Südwest Verlag. München 2001

Helberg, Dörte: Die neue FIT FOR FUN-Diät. Südwest Verlag. 2. Auflage, München 2001

Löhr, Jörq/Spitzbart, Michael/Pramann, Ulrich: Mehr Energie fürs Leben. Südwest Verlag. 4. Auflage, Munchen 2001

Müller-Wohlfahrt, H.-W.: So schützen Sie Ihre Gesundheit. Verlag Zabert Sandmann. München 2000

Oberbeil, Klaus: Fit durch gesunde Ernährung. Südwest Verlag. 3. Auflage, München 2001

Pramann, Ulrich: Einfach wohl fühlen. Südwest Verlag. 6. Auflage, München 2000

Pramann, Ulrich: Kleine Philosophie der Passionen – Laufen. dtv. München 1998

Pramann, Ulrich: Marathon. Steiger Verlag. Augsburg 1999

Schönegge, Heike: Richtig schöne Muskeln. Südwest Verlag. 2. Auflage, München 2001

Steffny, Herbert/Pramann, Ulrich: Perfektes Marathontraining. Südwest Verlag. München 2001

Steffny, Herbert/Pramann, Ulrich: Perfektes Lauftraining. Südwest Verlag. 14. Auflage, München 2001

Switzer, Katherine: Laufen und Walking. Rowohlt-TB. Reinbek 2000

The New York Road Runners Club (Hrsg.): Complete Book of Running & Fitness. Random House. New York, 1994

Weber, Alexander (Hrsg.): Hilf dir selbst: Laufe! Junfermann Verlag. Paderborn 1999

Über dieses Buch

Impressum

Südwest Verlag
Südwest ist
ein Verlag des Verlags-
hauses Ullstein Heyne List
GmbH & Co. KG.
© 2001 Ullstein Heyne List
GmbH & Co. KG, München
5. Auflage 2002

Redaktion:
Dr. Ulrike Kretschmer,
Dr. Alex Klubertanz
Projektleitung:
Dr. Ulrike Kretschmer
Redaktionsleitung und
medizinische Fachberatung:
Dr. med. Christiane Lentz
Bildredaktion:
A. Thomas Birkenholz
Produktion:
M. Metzger (Leitung),
A. Aatz, M. Köhler
Umschlag:
Werbeagentur Lohmüller,
Berlin; Reinhard Soll
Layout und DTP:
Dr. Alex Klubertanz

Printed in Italy
Gedruckt auf chlor-
und säurearmem Papier

ISBN 3-517-06376-2

Über den Autor

Ulrich Pramann, Absolvent der Deutschen Journa-
listenschule, beschäftigt sich seit vielen Jahren als
Redakteur, Reporter, Fernsehmoderator und Buch-
autor mit den Themen Sport, Gesundheit, Fitness
und Karriere. Er war Chefredakteur und Heraus-
geber des erfolgreichen Magazins FIT FOR FUN.

Hinweis

Das vorliegende Buch ist sorgfältig erarbeitet wor-
den. Dennoch erfolgen alle Angaben ohne Gewähr.
Weder Autor noch Verlag können für eventuelle
Nachteile oder Schäden, die aus den im Buch ge-
machten praktischen Hinweisen resultieren, eine
Haftung übernehmen.

Bildnachweis

Bongarts, Hamburg: 55 (A. Hassenstein), 65 li.;
Fit For Fun, Hamburg: 5 (Michael Müller); Getty-
one Stone, München: 5 li. (Greg Pease), 13 (Alan
Wycheck), 21 (Dimitri Iundt), 32 (Bruce Ayres),
74/75 (Aldo Torelli), 87 (Lori Adamski Peek), 99 re.
(James Darell); Image Bank, München: 12 (Keith
Brauneis), 33 (Joe Patronite), 65 re. (Marc Roma-
nelli); Jump, Hamburg: 37, 38 (Martina Sandküh-
ler), 102; Mauritius, Mittenwald: 9 (Phototheque
SDP), 10/11, 19 li./re., 26, 45 li./re., 70 (age),
62/63, 107 (E. Gebhardt), 79 (Index Stock Ima-
gery); Photonica, Hamburg: 60 (Kaz Chiba); Polar
Elektro GmbH, Büttelborn: 40; ZEFA, Düsseldorf:
Titel, 108 (Madison), 6/7, 14, 25, 84, 88 (Master-
file), 48/49, 89, 106 (Index-Stock), 99 li. (Fritz)

Register